ESSAI

SUR

LA TARSOTOMIE

PAR

L. NAUDIN
Docteur en médecine de la Faculté de Paris,
Ancien médecin de colonisation en Algérie.

PARIS
A. PARENT, IMPRIMEUR DE LA FACULTÉ DE MÉDECINE
A. DAVY, Successeur
52, RUE MADAME ET RUE CORNEILLE, 3.

1885

ESSAI

SUR

LA TARSOTOMIE

ESSAI

SUR

LA TARSOTOMIE

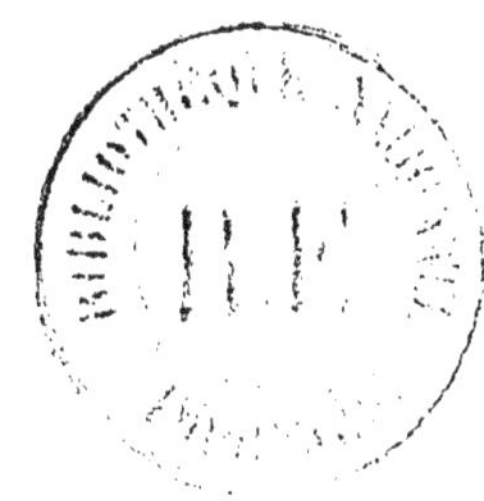

PAR

L. NAUDIN
Docteur en médecine de la Faculté de Paris,
Ancien médecin de colonisation en Algérie.

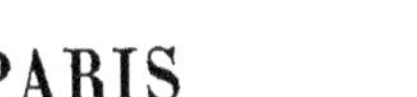

PARIS
A. PARENT, IMPRIMEUR DE LA FACULTÉ DE MÉDECINE
A. DAVY, Successeur
52, RUE MADAME ET RUE CORNEILLE, 3.

1885

ESSAI

SUR

LA TARSOTOMIE

AVANT-PROPOS.

Quoique pratiquée en Angleterre depuis un quart de siècle pour la guérison du pied bot congénital, et malgré les résultats remarquables publiés par les chirurgiens d'Outre-Manche, la tarsotomie ou résection d'un ou plusieurs os du tarse, n'a guère obtenu les faveurs des chirurgiens français. L'orthopédie est si perfectionnée par la ténotomie et les appareils, que les Spécialistes eux-mêmes ont à peine fait attention à cette résection des os en la dédaignant par leur silence, ou bien ils l'ont absolument condamnée, la jugeant inutile, insuffisante et dangereuse.

Mais les progrès croissants de la méthode antiseptique d'un côté, et de l'autre la généralisation de l'ostéotomie dans le traitement des déviations des os longs, comme le genu valgum notamment, ont remis la question de la tarsotomie à l'ordre du jour ; et, depuis quelques années, de nombreux travaux importants ont été publiés en France sur la matière. A plusieurs reprises la Société de chirurgie a discuté les résultats de cette opération, son utilité, ses indications; et, nous sommes obligé de l'avouer, la majorité des opinions lui a été hostile. Quelques chirurgiens l'ont cependant fortement défendue, s'appuyant sur les résultats obtenus à l'étranger, et sur ceux, beaucoup moins nombreux, publiés en France.

Nous avons jugé utile de faire des recherches et de rassembler en un faisceau les notions relatives à cette question complexe et si controversée.

La tarsotomie est loin d'être jugée définitivement, mais, à notre avis, elle ne saurait tarder à prendre une place beaucoup plus large en France dans la thérapeutique chirurgicale.

Nous serions heureux si ce modeste travail d'ensemble, sur cette opération, contribuait pour sa part à obtenir un pareil résultat.

DIVISION DU SUJET.

Notre thèse comprendra trois parties distinctes :

1° *Tarsotomie pour pieds bots invétérés ;*

2° *Tarsotomie pour ostéo-arthrites du tarse ;*

3° *Tarsotomie pour luxations de l'astragale.*

Nous pensons être logique en basant notre division sur les indications toutes différentes de la tarsotomie, d'autant que les observations publiées tant en France qu'à l'étranger, nous démontrent que cette opération a toujours été pratiquée jusqu'ici dans les trois ordres de circonstances précédemment énumérées.

PREMIÈRE PARTIE

DE LA TARSOTOMIE DANS LES PIEDS BOTS INVÉTÉRÉS

1° HISTORIQUE. — La tarsotomie appliquée à la cure du pied bot est une opération qui consiste essentiellement à enlever l'os qui gêne dans le redressement d'un pied bot ; c'est l'astragale dans le pied bot équin, c'est le cuboïde dans le varus ; et, comme l'ablation de ces os ne suffit pas toujours à rendre au pied une bonne direction, on est allé plus loin, et sans s'occuper de l'os à retrancher, on a taillé dans le tarse un coin dont la base correspond à la saillie anormale du pied ; c'est ce que l'on a appelé la résection cunéiforme du tarse.

La tarsotomie n'est pas d'origine nouvelle. Déjà en 1839, Velpeau (*Éléments de médecine opératoire*) conseillait l'ostéotomie pour modifier les difformités traumatiques du cou-de-pied.

En 1846, dans le chapitre consacré à la résection de l'articulation tibio-tarsienne, Sédillot (*Traité de médecine opératoire*) n'hésite pas à avancer que : « si le corps « de l'astragale participait à la maladie, on emporterait « avec la gouge ou la scie de M. Martin toute la portion « affectée. »

On trouve dans le Traité de Heyfelder (1) de nombreux exemples d'évidement, d'extirpation d'un ou de plusieurs des os de la partie postérieure du pied. Lisfranc, Michel (de Nancy) ont décrit des procédés pour la résection simultanée des os qui forment la région antérieure du tarse (2).

C'est cependant à un chirurgien anglais, J. Little (3), que revient l'honneur d'avoir eu l'idée de la tarsotomie pour modifier et guérir les déviations du pied ; et, en 1854, il conseilla à son compatriote Solly de pratiquer l'extirpation du cuboïde pour remédier à un double pied bot varus. Cette opération fut pratiquée le 11 juin 1854, par Solly, sur un garçon de 20 ans atteint d'un double pied bot varus congénital. Après deux ans de ténotomies répétées le résultat était satisfaisant à droite, mais le varus gauche n'avait rien gagné ; le cuboïde est enlevé en totalité, et trois ans après le pied était parfaitement redressé.

La conclusion de Solly devant la Société royale de Londres, à laquelle il présenta son malade au mois de mai 1857, est curieuse à noter : « Tout en reconnaissant que « l'ablation du cuboïde avait sans contredit facilité la « guérison, il ne croyait pas que le résultat obtenu fut « de nature à encourager ses confrères à tenter cette opé- « ration, sauf quelques cas anciens et rebelles. Il don- « nait le conseil de préférer alors l'extraction totale. »

(1) Traité des résections, 1863.

(2) Nouveau Diction. de méd. et de chir. prat., art. *Pied*, t. XXVII, 1879.

(3) Treatise on deformitie of the human Frame, 1853, p. 305.

La discussion qui suivit la communication de Solly devant la Société royale de chirurgie de Londres sur la première tarsotomie antérieure partielle, acheva de discréditer l'opération déjà compromise par la réserve de son auteur. Malgré les efforts de Little et de W. Adams, les critiques de Lonsdale et de Brodhurst, qui résumaient le sentiment général, firent rejeter l'extraction du cuboïde comme inutile et dangereuse; l'orthopédie, alors dans toute sa vogue et fière de ses succès, ne pouvait reconnaître de limites à son action.

Le résultat d'une tentative que Otto Weber (de Heidelberg) fit en 1866 ne fut pas de nature à modifier cette opinion. Pour remédier au varus extrême, il eut l'idée de réséquer un coin osseux et inventa ainsi la *tarsotomie antérieure totale* (de Poinsot), ou la *tarsotomie totale cunéiforme* (de Chauvel). Or l'opération fut suivie d'insuccès ; le jeune homme, âgé de 15 ans, qui était atteint de pied bot varus équin accidentel, sur lequel elle fut pratiquée, succomba à la pourriture d'hôpital (1).

Jusqu'en 1874 l'opération de Solly fut délaissée, et lorsqu'un auteur en parle, c'est pour renouveler les attaques. On voit à ce moment Richard Davy répéter trois fois de suite avec un succès complet la tarsotomie antérieure partielle.

En 1875, Davies Colley répéta l'opération de Otto Weber en ne limitant pas le coin osseux au cuboïde seul, mais en dépassant les limites de cet os plus ou moins, suivant la nécessité du cas.

(1) Thèse de Thorens (Paris, 1873).

En 1877, Lund (de Manchester) pratiqua l'extirpation de l'astragale. Mais d'après Chauvel, il faut rapporter la première opération de ce genre à Ried qui paraît « l'avoir mise en pratique au moins dans son essence en 1865. »

C'est qu'en effet la tarsotomie antérieure partielle est absolument insuffisante pour remédier à l'équinisme. C'est cette insuffisance même qui a amené les chirurgiens dont nous venons de citer les noms à imaginer l'ablation de l'astragale ou *tarsotomie postérieure*. Il est bon d'ajouter que cette opération ne corrige pas le pied bot varus.

La discussion qui s'éleva dans la Société médicale de Londres, en 1878, à la suite d'une communication de Davy, montre tout le chemin parcouru depuis la première tentative de Solly. Une seule opposition se manifesta : celle d'Owen, qui nia l'utilité de l'ostéotomie pour certains cas cités, et pour les autres préconisa l'amputation. Mais Bryant, Royer, Bell, Erasmus Wilson se firent, en revanche, les défenseurs de la nouvelle méthode. Wilson, chargé de résumer le débat, déclara que de semblables résultats marquaient les progrès de la chirurgie, puisqu'on ne se contentait plus de ce que l'on regardait autrefois comme des succès, faisant ainsi allusion aux résultats souvent défectueux de la ténotomie (1).

Depuis cette nouvelle discussion à la Société royale de Londres, un grand nombre de chirurgiens pratiquèrent avec succès la tarsotomie. Tels furent, à l'étranger : Thomas Smith; Wood (*The Lancet*, 1878); Bryant (*Med Ti-*

(1) The Lancet, 1878, t. I, p. 389.

mes and Gaz., 1878) ; Schede (*Centralbl. f. Chir.*, 1879); Ried, de Iéna, 1880 ; Lucke, 1881 ; Davy (*British med. Journ.*, 1881) ; Konig, etc., etc.

Nous devons signaler ici le mémoire remarquable de M. Poinsot (de Bordeaux) (1), qui a bien étudié la tarsotomie antérieure, la tarsotomie postérieure, et la tarsotomie cunéiforme, et qui a pu réunir dans un tableau 47 opérations appartenant à des chirurgiens étrangers ; il a également cité un cas personnel qui lui a donné un succès remarquable en 1878 sur une jeune fille de 12 ans atteinte de pied bot varus équin gauche. M. Poinsot a noté sur ce nombre deux morts, ce qui fait une mortalité de 4.54 0/0 ; et encore faut-il remarquer que les malades avaient été pansés d'après les anciennes méthodes. D'après Poinsot la *tarsotomie postérieure*, qui est indiquée dans les cas où l'équinisme l'emporte, ne compte que des succès ; la *tarsotomie antérieure partielle*, indiquée dans les cas de varus proprement dit, a fourni 57.14 0/0 de succès, ce chiffre s'élevant à 87.70 en comptant les cas où la ténotomie a dû fournir son aide ; enfin la *tarsotomie antérieure totale ou cunéiforme*, indiquée dans les cas où l'extraction du cuboïde ne peut assurer le redressement immédiat et complet de l'avant-pied, ne compte que des succès sur 27 opérations.

On voit que, d'après M. Poinsot, la tarsotomie est loin de mériter les reproches dont on l'a accablée, et, évidemment, les chiffres précédents plaident en sa faveur.

(1) De la résection du tarse ou tarsotomie dans le pied bot varus ancien (Bull. de la Soc. de chir., 1880, p. 455.

Voici, du reste, les conclusions du travail de M. Poinsot :

« Le pied bot varus congénital ou acquis depuis long-« temps, quand il est porté à un degré extrême, cesse « d'être curable par les moyens ordinaires, à une période « dont le début varie de 10 à 18 ans. C'est pour ces cas « extrêmes, dans lesquels la ténotomie aidée du traite-« ment mécanique est impuissante, qu'a été proposée la « résection du tarse ou tarsotomie. »

De son côté, M. Chauvel (du Val-de-Grâce) a examiné scientifiquement les applications pratiques de la tarsotomie, et il a résumé son étude dans les conclusions suivantes (1) :

1° Certains pieds bots invétérés ne peuvent être guéris par les appareils et la ténotomie ; ils sont justiciables de la résection des os du tarse ou du cou-de-pied ;

2° Contre le pied bot équin, la résection tibio-tarsienne complète ou partielle doit être préférée à l'extraction isolée de l'astragale ;

3° Dans le pied bot varus, l'extirpation simple du cuboïde est inférieure à la résection cunéiforme totale du tarse ;

4° Ces opérations, réservées aux difformités incurables par les moyens orthopédiques de traitement, seront pratiquées avec toutes les précautions antiseptiques, et suivies de l'application immédiate d'un appareil contentif pour maintenir le redressement obtenu.

Le 27 novembre 1881, M. Ollier publiait dans le *Lyon*

(1) Arch. gén. de méd., mai 1882, p. 606.

médical une observation de résection cunéiforme du tarse pratiquée sur un garçon de 9 ans atteint de varus équin congénital double, et traité inutilement pendant six mois par les appareils, le massage, les sections tendineuses et aponévrotiques. M. Ollier avait enlevé, successivement sur les deux pieds, l'astragale et le cuboïde, et fait la résection de l'extrémité antérieure du calcanéum. Les pieds du malade se sont parfaitement relevés après l'opération, et, lorsque M. Ollier l'a revu un an après, il marchait et courait sans bâton.

M. Eug. Bœckel, chirurgien de l'hôpital de Strasbourg, fit, le 18 avril 1883, à la Société de Chirurgie, une communication sur le traitement des pieds bots invétérés par extirpation de l'astragale ; dans ce mémoire, il publiait quatre opérations d'extirpation de l'astragale, toutes personnelles, pratiquées en 1879 et 1882 ; la même année, M. Schwartz publiait dans sa Thèse d'agrégation trois nouveaux cas d'extirpation de l'astragale opérés par Eug. Bœckel. Ce dernier distingue d'ailleurs les cas où la tarsotomie postérieure est applicable en divisant les pieds bots en deux variétés : *tendineux* et *osseux*. Les premiers peuvent être traités avec succès par la ténotomie et le massage : on détruit ainsi la déformation avec le temps. La déformation osseuse étant congénitale, dans les seconds, elle s'accentue avec l'âge et réclame presque toujours l'opération. L'os qui s'oppose au redressement est l'astragale, dont le col est plus ou moins soudé sur le corps. Il pratique donc l'ablation totale de cet os, de préférence à ceux du tarse, par des résections cunéiformes ; l'os enlevé, une articulation mobile s'établit entre le calcanéum et la mortaise tibio-tarsienne.

M. le professeur Gross (de Nancy) vient aussi de pratiquer trois fois la tarsotomie postérieure dans trois cas de pieds bots, chez des enfants de 10 à 12 ans : un pied bot équin infantile, un pied bot varus légèrement équin, probablement congénital, et un pied bot varus congénital avec adduction exagérée. M. Gross a pratiqué dans les trois cas la tarsotomie postérieure avec résection de la malléole externe dans un cas, et de celle-ci avec l'extrémité antérieure du calcanéum dans un autre.

« La correction immédiate a été satisfaisante, ce qui « permet de conclure que le principal obstacle au redres« sement du pied bot varus provient de la position et de « la forme vicieuse de l'astragale. La guérison de la « plaie opératoire s'est effectuée de la manière la plus « simple et la plus régulière, avec une apyrexie parfaite. « La forme définitive du pied diffère peu de celle du pied « normal ; les points d'appui de la plante sont les mêmes « que dans le pied normal légèrement courbé. L'articu« lation tibio-calcanéenne présente de la solidité, et il y « a tout lieu d'espérer que la marche s'effectuera dans « des conditions satisfaisantes (1). »

D'où la conclusion de M. Gross, que l'extirpation de l'astragale doit être l'opération de choix dans la plupart des pieds bots varus anciens, dont le résultat immédiat est très favorable. Quant au succès de la marche, il est

(1) Soc. méd. de Nancy, 12 juin 1884, et Rev. méd. de l'Est, n° 16.

encore réservé, la date des opérations étant trop récente pour l'apprécier.

Dans la séance du 6 avril 1885 du Congrès de Chirurgie, M. Gross, parlant d'un double pied bot varus opéré par lui le 30 avril et le 1er juillet 1884, s'exprime en ces termes :

« L'enfant maintenant, et depuis longtemps, va, vient « et court sans fatigue; les deux pieds ont une forme « absolument correcte, comme on en peut juger par ces « moulages. »

Voici, du reste, les conclusions de M. Gross (1).

En résumé, il est permis d'établir que :

1° La tarsotomie de choix dans les pieds bots varus invétérés est la tarsotomie postérieure par ablation de l'astragale, à laquelle on joindra l'extirpation d'un coin osseux à base externe taillé aux dépens de l'extrémité antérieure du calcanéum ;

2° L'opération faite antiseptiquement est sans gravité;

3° La forme normale est restituée au pied en procédant de cette façon ;

4° Les mouvements du pied sont conservés et ne dépendent plus que de la puissance musculaire de la jambe;

5° La récidive de la difformité est très peu probable.

Une expérience plus concluante encore que celle de M. Poinsot est fournie par P. Rupprecht, chirurgien de l'hôpital des Diaconesses de Dresde (2), par la pratique

(1) Rev. de chir., 10 mai 1885 (Compte rendu du Cong. de chir., p. 354).

(2) Centralb. f. chir., 1882, n° 31, p. 505.

personnelle de 27 tarsotomies sur 18 individus, dont le plus âgé n'avait que 29 ans, les autres n'ayant que 4 à 10 ans, et se trouvant par conséquent dans les conditions blâmées explicitement à l'Académie de médecine par M. J. Guérin pour cette opération, ainsi que nous allons le voir. Or, Rupprecht n'a obtenu que des succès par le développement ultérieur du pied, sans le moindre arrêt du fait de l'opération, et la difformité a été combattue beaucoup plus rapidement et bien mieux qu'avec les appareils orthopédiques et la ténotomie; le redressement, en un mot, s'est toujours parfaitemant maintenu, sans tendance à la récidive. Malheureusement, Rupprecht ne donne aucune observation. Ajoutons que ce chirurgien donne la préférence à la tarsotomie postérieure par l'extirpation de l'astragale, inaugurée par Lund. Pratiquée 18 fois, elle ne lui a donné que des succès, sans que les opérés aient eu besoin d'appareils prothétiques, tandis que la tarsotomie antérieure par la résection cunéiforme du tarse, pratiquée 9 fois, n'a donné que 2 succès, les autres ayant été des insuccès relatifs, l'un des opérés étant même mort d'une rougeole compliquée de diphthérite. Pour Rupprecht, la raison en est que, en supprimant une portion importante de la voûte plantaire, elle empêche le développement ultérieur des points osseux devant constituer plus tard la base de sustentation du squelette, tandis que l'astragale, n'appartenant pas à la constitution de la plante du pied, peut être enlevé beaucoup plus impunément.

Citons enfin, à côté des travaux de MM. Poinsot et Chauvel, en France, un mémoire non moins remarquable de M. Beauregard (du Havre), sur l'ostéotomie du tarse dans le traitement du pied bot invétéré (Soc. de Chirurgie du 10 mai 1882). Ce chirurgien a obtenu trois succès.

Mais, en face des chirurgiene français qui se montrèrent favorables à la tarsotomie, s'élevèrent des chirurgiens hostiles à cette opération, qui firent à l'Académie de médecine et à la Société de Chirurgie les mêmes objections qui avaient été faites en 1857, à Londres, devant la Société Royale de Chirurgie.

M. Jules Guérin, le doyen des orthopédistes français, fut un des premiers et des plus acharnés. Il réprouva du haut de la tribune de l'Académie de médecine la méthode de pratiquer, pour le traitement du pied bot, soit l'ablation de l'astragale, du scaphoïde et du cuboïde, soit même la résection de ces os et celle du calcanéum chez des enfants de tout âge, depuis 2 ans et même moins, jusqu'à l'adolescence ; il réprouva même cette opération dans les pieds bots les plus prononcés chez l'enfant.

« C'est avec un sentiment pénible, dit M. Jules Guérin « dans la séance du 19 septembre 1882 (1), que je viens « communiquer à l'Académie quelques réflexions sur « l'ostéotomie et la tarsotomie dans le traitement du « pied bot congénital. Il est aujourd'hui connu de tout le « monde que des chirurgiens, même parmi ceux qui oc- « cupent une position élevée dans la science et dans « l'art, ne craignent pas de s'associer à des tentatives « opératoires qui témoignent d'aussi peu de souci des

(1) Note sur l'ostéotomie et la tarsotomie dans le traitement du pied bot congénital (Acad. de méd., 19 sept. 1882, p. 1039).

« progrès les mieux établis de la chirurgie que des inté-
« rêts des malades. En m'exprimant de cette façon de-
« vant l'Académie, je veux non seulement la faire juge
« de mes sentiments et de mes idées, mais je veux encore
« me servir de sa tribune retentissante pour porter le
« plus loin possible la réprobation que me paraît néces-
« siter une pratique qui serait véritablement coupable,
« si elle n'était inconsidérée. »

Après avoir renvoyé les partisans de cette opération, que les principes les plus certains et la pratique la mieux établie s'unissent pour condamner, à son enseignement de 1839, montrant que toutes les formes et les degrés si variés du pied bot peuvent et doivent être traités par les trois moyens suivants : la ténotomie, la manipulation et les appareils, M. Jules Guérin dit qu'il croit être autorisé à conclure :

« 1° Que la tarsotomie, ablation et résection des os du tarse, pour remédier aux pieds bots, même les plus prononcés chez l'enfant, est une opération qui doit être réprouvée comme un des plus grands abus de la chirurgie contemporaine, au nom des principes et de la pratique ;

2° Que cette méthode, qui se résout dans une mutilation inutile et dangereuse, au double point de vue de la forme et des fonctions du pied, peut toujours être empêchée et suppléée par la vraie méthode orthopédique, laquelle comprend la ténotomie, la syndesmotomie, le massage et les appareils orthopédiques ;

3° Que la tarsotomie, excusable tout au plus chez l'adulte et pour des pieds bots invétérés, n'a pas montré jusqu'ici qu'elle fût préférable, au point de vue des dangers à faire courir et des services à rendre, au maintien de la difformité aidée d'appareils et de chaussures intelligemment appropriées aux déformations du pied ;

4° Finalement qu'il n'y a pas lieu d'invoquer, pour justifier les tentatives blâmables de la tarsotomie orthopédique, les applications possibles de cette méthode aux déformations résultant des maladies des os du tarse, après la disparition des accidents causés par ces dernières : ces applications ne pouvant en aucune façon être confondues avec celles proposées pour le pied bot, toutes réserves faites à l'endroit des opérations de pseudo-tarsotomie, que l'expérience seule pourra faire apprécier et qu'elle n'a pas permis d'apprécier jusqu'ici. »

Dans la même séance de l'Académie, M. Gosselin déclare très légitimes les critiques de M. Jules Guérin, il s'associe à ses sages observations et espère que parmi les membres de l'Académie personne ne voudra se livrer à de telles opérations. M. Blot ne se contente pas de se joindre à M. Gosselin pour approuver les conclusions de M. Jules Guérin sur la tarsotomie; il va beaucoup plus loin :

« En vérité, agir ainsi, dit-il, est faire preuve de folie « chirurgicale...; se laisser aller à de telles opérations de « complaisance, ce serait faire tort à la chirurgie et en« rayer ses véritables progrès. »

Cependant, M. Tillaux fit des réserves et sépara complètement le pied bot des enfants du pied bot des adultes.

« Il y a, dit-il, à considérer dans le traitement du pied « bot deux circonstances bien différentes l'une de l'autre,

« suivant qu'il s'agit du pied bot des enfants ou de celui « des adultes : or, dans le premier cas on obtient certai- « nement la guérison par les moyens préconisés par « M. Guérin; mais pour des hommes de 25 à 30 ans, le « massage, la ténotomie, la section des muscles ne ser- « vent à rien; seule la tarsotomie peut amener la guéri- « son... Pour mon compte, je ne craindrais pas de la « faire dans les conditions que je viens d'indiquer, et je « ne crois pas que ce soit en ce cas une opération blâ- « mable. Il ne faut donc pas préjuger la question : car « mettre le pied dans l'axe de la jambe, alors surtout « que, grâce aux méthodes nouvelles de pansement, on « peut le faire par une opération à peu près inoffensive, « ne me paraît pas un mince avantage, puisque cela per- « met la marche, qui était jusqu'alors presque impos- « sible. »

Les conclusions de M. Jules Guérin furent adoptées par l'Académie de médecine.

La même année, la Société de chirurgie, dans sa séance du 22 novembre 1882, entendait le rapport de M. Polaillon sur le travail de M. Beauregard (du Havre), cité plus haut.

« Les opérations de M. Beauregard, disait le rappor- « teur, ont été heureuses, puisqu'elles n'ont pas occa- « sionné d'accidents graves, et que la guérison a été ra- « pide. Pourtant il fait savoir que la tarsotomie offre des « dangers pour la vie des opérés, puisque, d'après le « mémoire de M. Chauvel, la mortalité est de 2 sur « 36 opérés, ou de 5,5 pour 100. La tarsotomie est donc « loin d'être bénigne, et si l'on peut arriver au même

« but par une autre méthode, il est du devoir du chirur-
« gien d'y avoir recours. »...

M. Polaillon estimait de plus que les résultats obtenus par M. Beauregard étaient incomplets et médiocrement suffisants, puisque, si les opérés pouvaient marcher, ils ne pouvaient le faire qu'en se servant encore des appareils, et il concluait ainsi :

« La tarsotomie constitue une opération brillante et « redresse un pied bot d'une manière contemporaine. « Mais ces avantages sont bien minimes, quand on con- « sidère qu'elle expose les opérés à des accidents quel- « quefois mortels, qu'elle mutile le pied, et qu'en défini- « tive elle donne un pied moins solide que celui qui a été « redressé par les progrès lents de l'orthopédie. Toute- « fois, si nous désapprouvons la tarsotomie dans le trai- « tement du pied bot des enfants, il n'en est plus de « même quand il s'agit des adultes. Chez ces derniers, « nous pensons avec M. Tillaux, que le massage, la téno- « tomie et la section des ligaments sont insuffisants, et « que l'ablation ou la résection cunéiforme d'un ou de « plusieurs os du tarse peut seule amener une améliora- « tion. »

Comme on le voit, M. Polaillon a peu défendu la tarsotomie, mais somme toute, il ne l'a pas proscrite.

M. Th. Anger est peu partisan de la tarsotomie : il préfère, pour redresser le pied à un âge avancé, l'emploi des appareils à traction continue avec le caoutchouc ; ces appareils luttent bien, d'après lui, contre l'action musculaire, et, si on y ajoute les sections tendineuses, on peut redresser le pied en cinq semaines.

M. le professeur Verneuil se rattache aux conclusions de M. Polaillon.

Quant à M. Després, il rejeta complètement la tarsotomie dans le traitement du pied bot. Sa valeur, dit-il, n'est pas établie; elle a besoin de l'épreuve du temps.

2° INDICATIONS. — L'âge du malade doit pour une large part entrer en ligne de compte dans la détermination opératoire.

En effet, s'il s'agit d'un pied bot congénital, l'âge auquel l'affection résiste aux méthodes ordinaires du traitement est de 10 à 18 ans, d'après la majorité des auteurs.

« D'après la majorité des chirurgiens qui ont écrit « sur l'orthopédie (Bouvier, Malgaigne, Hutchinson, « Thomas, Panas), le pied bot varus congénital, dit « M. Poinsot (1), arrivé à ce degré extrême que caracté- « rise l'enroulement du pied, cesse d'être curable par les « moyens orthopédiques à une période dont le début « varie, avec les auteurs, de 10 à 18 ans. Les notions ac- « quises sur le développement du pied m'autorisent à « dire que la fixation du début de cette période à la « dixième année, est la plus conforme à la réalité clini- « que. Si, à un moment, le pied bot n'est susceptible d'amé- « lioration qu'exceptionnellement et dans des cas relative- « ment peu graves, la raison évidente en est dans les alté- « rations de forme subies par son squelette. Dans les pre-

(1) Rev. de chir., séance de la Soc. de chir. du 28 juil. 1880, p. 455.

« mières années de l'enfance, les os du pied en grande « partie cartilagineux, exposés à des pressions anor- « males, et ne subissant point les contacts accoutu- « més, se développent irrégulièrement. C'est dans cet « état de déformation que l'ossification vient les saisir, « rendant ainsi les altérations définitives. Or ce travail « est presque achevé vers la cinquième année, et à 8 ans « les os du tarse (les seuls sur lesquels porte la défor- « mation), ont les proportions qu'ils garderont chez « l'adulte. Plus tard, la déviation pourra se trouver « augmentée par l'exagération des déplacements arti- « culaires, par la rétraction de plus en plus prononcée « des ligaments, mais, dès ce moment, le squelette du « pied se trouve dans les conditions de forme où il doit « se maintenir. »

Puisque c'est à l'âge de 8 ans que les altérations et déformations osseuses du tarse ont acquis, d'après Poinsot, leur entier développement, il faudrait rapporter à cet âge, et même un peu plus tôt, l'époque où la tarsotomie doit être rationnellement pratiquée, d'autant plus que par la suite la déviation augmentera par le fait de la rétraction des ligaments.

Il faut cependant, avant de prendre le parti d'opérer, voir si une thérapeutique de douceur ne pourrait pas amener le redressement et la correction du pied. Souvent une mère intelligente arrivera à ce résultat à l'aide d'appareils variés, de bandages, de massage, etc.

Mais seulement dans les cas légers un si heureux résultat pourra être obtenu.

Nous pensons que le massage combiné à la ténotomie

où à la section de l'aponévrose plantaire, suivant le cas, devra être tenté préalablement. Beaucoup de faits, surtout ceux publiés par M. le professeur Trélat et par M. Tillaux, plaident en faveur de cette méthode de douceur qui pourra donner de très bons résultats, si on condamne en même temps le malade à porter des appareils bien faits et bien appliqués. Mais si tous ces moyens échouent, et si l'on est obligé pour un motif ou un autre à intervenir, la tarsotomie se présente comme un moyen ultime, et peut rendre alors de réels services, à condition que la méthode antiseptique soit appliquée dans toute sa rigueur.

Remarquons que les procédés non sanglants que nous venons d'énumérer peuvent donner des résultats surprenants, même chez l'adulte (Thèse de Jomard, 1871, faite sous l'inspiration de Delore, de Lyon ; Thèse de Bailly, Lyon, 1882; Delore, Congrès de Chirurgie, 1885). Ce dernier auteur, à l'aide du *massage forcé,* a dans maintes circonstances corrigé des déformations anciennes, et, au Congrès de chirurgie, il a présenté une série de moules de pieds bots invétérés qui avaient, sous l'influence de ce moyen thérapeutique, repris à peu près complètement leur forme normale.

Certains chirurgiens ont même pu réduire les luxations du cou-de-pied par la simple section du tendon d'Achille. Cette section, préconisée pour la première fois en 1840 par Halpin (de Dublin), a été pratiquée depuis par Bérard, Laugier, La Vacherie, Thévenot, Crosse de Norwich, Moore (de Meddlesex Hospital), Lepage (de Strasbourg), Valentin, Cock, Bryant, Reginald Harrisson, Chaussier, Despaulx, Solly, etc... Ces chirurgiens obtinrent tous des succès, et ils purent souvent réduire ainsi des luxations du pied et surtout des luxations de l'astragale, jusque-là demeurées irréductibles (1), malgré des tractions vigoureuses, même sous le sommeil chloroformique.

Il est donc bien entendu, une fois pour toutes, que la ténotomie précédera très souvent, sinon toujours, la tarsotomie : le tendon d'Achille fortement rétracté oppose en effet bien souvent par lui-même une résistance considérable à la réduction.

Pour M. Jules Guérin, les trois moyens suivants : *ténotomie*, *manipulations*, *appareils*, viennent à bout de tout pied bot. Aussi l'avons-nous vu précédemment, s'appuyant sur cette affirmation, jeter sur la tarsotomie une condamnation solennelle.

Il existe cependant, et il est facile de s'en convaincre, des pieds bots qui ne se modifient pas, quoi qu'on fasse, et M. Delore, partisan convaincu du massage, admet que tous les cas ne sont pas justiciables de sa méthode. Alors la tarsotomie trouve place dans le traitement du pied bot.

Quant à nous, nous sommes absolument d'avis que, lorsqu'après deux ou trois ans au plus de tentatives renouvelés et des appareils perfectionnés, aucune amélioration ne se manifeste contre un double pied bot congénital, chez un enfant surtout qui n'a que ses jambes pour gagner sa vie, il faut, devant les succès acquis des ré-

(1) Rev. de chir., 10 août 1883, p. 642.

sections osseuses contre les difformités, pratiquer la tarsotomie et ne pas hésiter à employer cette opération plus expéditive et radicale qui, par son fait même, ne produit pas plus de décès que la ténotomie ou la myotomie sous-cutanée.

Du reste, à côté des pieds bots qui peuvent être modifiés définitivement ou même transitoirement, par le fait d'une traction, d'un effort exercé sur telle ou telle partie du corps, pieds bots reconnaissant pour cause une altération musculaire, tendineuse ou ligamenteuse, il existe, nous l'avons dit plus haut, des pieds bots dits *osseux*, c'est-à-dire dans lesquels l'obstacle qui s'oppose à la réduction est un ou plusieurs os. Tels sont, par exemple, les *pieds bots invétérés* qui résistent à tous les efforts de redressement, même sous le sommeil chloroformique, qui a une si notable influence sur les pieds bots de cause musculaire.

M. Eug. Bœckel a insisté depuis longtemps, nous l'avons vu, sur la disposition des os dans les pieds bots osseux (Société de chirurgie, 1883. Traitement des pieds bots invétérés par l'extirpation de l'astragale, p. 325). C'est l'astragale qui constitue l'obstacle : la poulie astragalienne vient heurter contre le bord antérieur du tibia, et de ce fait le pied ne peut plus être fléchi à angle droit; la tête astragalienne est atrophiée et dirigée non en avant, mais en dedans contre la malléole interne. Ici l'extirpation de cet os pourra seule permettre le redressement du pied bot.

INDICATIONS DES PROCÉDÉS. — Nous n'avons

que quelques mots à dire à ce propos, car nous n'avons pas l'intention d'étudier les diverses espèces de pieds bots.

La tarsotomie antérieure partielle, consistant en l'ablation du cuboïde, et qui n'a été que le début timide de la tarsotomie, ne trouve plus que des indications exceptionnelles. Sans doute elle pourrait remédier à un varus léger; mais combien n'est-il pas probable que ce varus céderait à d'autres moyens plus légers, plus doux, et non sanglants. Le plus souvent d'ailleurs, quand on a voulu, dans une opération de tarsotomie pour varus, faire d'abord l'ablation du cuboïde, on a été amené, après avoir constaté l'insuffisance du redressement obtenu, à étendre l'opération aux parties osseuses voisines, et à faire une tarsotomie *cunéiforme plus ou moins considérable.* C'est donc à cette opération connue encore, comme nous l'avons dit déjà, sous le nom *de Tarsotomie antérieure totale,* qu'il faut donner la préférence dans les cas de varus.

La tarsotomie postérieure ou extirpation de l'astragale est destinée à guérir l'équinisme.

MANUEL OPÉRATOIRE.

Il convient de dire, tout d'abord, que la tarsotomie n'est pas une opération absolument réglée, que l'étendue des parties osseuses à enlever est proportionnée au degré de la déviation. C'est ainsi que tantôt un coin relativement peu considérable sera suffisant dans la tarsotomie antérieure, que tantôt ce coin comprendra une grande partie du tarse, — et que, en ce qui concerne la tarsotomie postérieure, l'opération comportera : ablation totale de l'astragale, opération typique, ou partielle simple ou avec résection partielle du tibia; ou bien ablation de l'astragale et d'une partie du calcanéum. De là en ce qui concerne cette dernière tarsotomie des procédés ou plutôt des manières de faire différentes, mais non dissemblables dans le fond. On devra, comme dans toute opération sur les os, s'entourer des précautions élémentaires : bande d'Esmarch, antiseptie parfaite, chloroformisation, etc.

1° Tarsotomie antérieure.

a. Incision le long du bord externe du pied depuis la malléole externe jusqu'au niveau du 5e métatarsien, incision longitudinale allant jusqu'au squelette.

b. Seconde incision transversale, partant de la première au niveau de l'interligne médio-tarsien ou un peu en avant, n'intéressant que la peau.

Tendons réclinés en dedans.

Périoste autant que possible détaché des os que l'on veut enlever.

Relativement aux os, il paraît théorique de vouloir les détacher d'une manière absolument exacte, attendu qu'ils sont le plus souvent ankylosés.

A l'aide d'un bistouri à forte lame chez les enfants, d'un ciseau ostéotome chez les adultes, on taille dans la voûte du tarse un coin à base dorsale externe plus mince en bas et en dedans qu'en haut et en dehors. Ce coin détaché mesurera 3, 4, 5 centimètres à sa base qui répond au bord externe du pied, et comprendra ordinairement le cuboïde avec partie des cunéiformes et plus souvent du calcanéum et de l'astragale.

D'ailleurs, il faut bien dire que l'on procède un peu par tâtonnement, et qu'il est difficile de fixer à l'avance les dimensions exactes du coin à enlever; le plus souvent, il faudra, après tentative de redressement, enlever une nouvelle portion d'os et agrandir le coin pour obtenir un redressement suffisant. Plus le pied est en équinisme, plus la base du coin devra être reportée sur la face dorsale et près de l'articulation tibio-tarsienne; il est même quelquefois nécessaire d'ajouter à la résection la section du tendon d'Achille, afin de remettre le pied à angle droit après l'avoir déroulé.

L'opération terminée, on appliquera le pansement antiseptique et un bandage plâtré fenêtré que l'on ne supprimera pas avant que la cicatrisation soit complète; et alors, l'opéré devra porter pendant quelques mois un appareil orthopédique redresseur.

2° Tarsotomie postérieure.

a. Opération typique. — Ablation de l'astragale.

Un des procédés les plus classiques est celui de M. Ollier. Le procédé en question s'applique, il est vrai, aux ostéites de l'astragale, mais il n'est pas moins applicable à l'ablation de cet os dans le pied bot équin.

Le procédé de M. Ollier (*le nouveau*) a été parfaitement décrit par M. Farabeuf dans son Traité de médecine opératoire. Nous disons le nouveau procédé, car M. Ollier, ayant reconnu que l'incision faite à la partie externe du cou-de-pied était insuffisante pour enlever l'astragale, a modifié un peu sa manière de faire en pratiquant une deuxième incision, incision interne celle-ci, destinée à détacher plus facilement les ligaments tibio-astragaliens.

Nous ne pouvons mieux faire que de reproduire ici le passage dans lequel M. Farabeuf (1) expose si clairement le procédé actuel d'Ollier :

« L'exploration préalable de la région a de l'impor-
« tance. Il faut, par le palper, déterminer le contour
« antéro-inférieur des malléoles ; par les mouvements
« communiqués, l'œil, le doigt, les données anatomi-
« ques, chercher, trouver et marquer le relief ou tout au
« moins le trajet des tendons entre lesquels sont les deux
« petites aires opératoires. En dedans, ces tendons sont le
« jambier antérieur, prémalléolaire, qui descend oblique-
« ment vers la base du premier métatarsien, et le jambier
« postérieur, rétro-malléolaire, qui devient horizontal
« pour gagner en avant le scaphoïde. En dehors le péro-
« nier antérieur, prémalléolaire comme le jambier anté-
« rieur, descend vers la base du cinquième métatarsien,
« et le court péronier latéral, rétro-malléolaire comme le
« jambier postérieur, devient presque horizontal comme

(1) Farabeuf. Préc. de méd. opérat., t. III (Résections, p. 752, 753 et 754).

« ce dernier, et gagne la tubérosité du dernier os du mé-
« tatarse.

« *Incision externe.* — Après cette exploration, faites le
« long et en dehors du tendon péronier antérieur une in-
« cision tégumentaire de 0 m. 06, commencée quelques
« millimètres au-dessus de l'interligne tibio astragalien.
« Du milieu de cette incision, faites-en partir une autre
« perpendiculaire et une fois plus courte qui, descendant
« oblique en arrière, s'arrêtera au-dessous du sommet
« de la malléole péronière. Incisez à fond, et disséquez
« les deux petits lambeaux, rejetant le supérieur en ar-
« rière et l'inférieur en bas. Le côté externe de l'articu-
« lation, du col et de la tête de l'astragale, est ainsi dé-
« couvert.

« Le pied est placé dans une légère extension : coupez
« le ligament péronéo-astragalien antérieur, vous verrez
« briller le cartilage latéral de la poulie. Faites soulever
« la lèvre antérieure, tendons y compris, et insinuez
« votre courte lame devant la poulie à plat sous le liga-
« ment tibio-astragalien antérieur, et détachez-le du col
« de l'astragale ; sans désemparer, allez plus avant et
« divisez les fibres dorsales astragalo-scaphoïdiennes en
« retirant le bistouri; la tête de l'os apparaîtra dénudée.

« Attaquez maintenant dans la rainure les insertions
« astragaliennes du ligament interosseux ; cela peut se
« faire avec le petit bistouri comme avec la rugine.

« Il ne reste plus, de ce côté externe, que le profond
« ligament péronéo-astragalien postérieur à diviser. Le
« pied étant toujours dans l'extension modérée qui fait

« la chape plus large que la poulie, engagez la lame « de champ, le tranchant en bas, entre l'astragale et la « pointe de la malléole. Tenez le manche bas pour l'in- « troduction, et relevez-le pour la section, afin d'abaisser « la pointe enfoncée au-dessus du ligament.

« *Incision interne.* — Du côté interne, faites devant et « sous la malléole une incision tégumentaire courbe de « 0 m. 05, qui découvre bien l'articulation astragalo- « malléolaire. Divisez les deux couches de fibres qui du « tibia se portent au scaphoïde et au col de l'astragale, « et débarrassez celui-ci de ses légères adhérences supé- « rieures et internes scaphoïdiennes. Enfin, traitez le « ligament profond tibio-astragalien postérieur comme « vous avez traité le péronéo-astragalien postérieur.

« Ici le bistouri s'engage bien en tenant le manche lé- « gèrement élevé, et il n'y a qu'à le relever davantage « pour faire crier sous la pointe les puissantes fibres qu'il « faut diviser complètement.

« *Extraction.* — Dans la plaie externe, engagez le da- « vier béant pour saisir le col par le travers, mors des- « sus, mors dessous, luxez la tête et arrachez l'os, comme « une molaire, en un instant !

« Drainez en arrière de chaque côté du tendon d'A- « chille.

« L'opération peut être faite à la rugine en totalité ou « en partie. Ollier, toujours fidèle à la méthode sous- « périostée, a produit une magnifique observation. (*Lyon « Médical*, 1884). »

En résumé : Le procédé actuel d'Ollier consiste en une incision externe qui part de l'espace tibio-péronier un peu au-dessus de l'articulation, et qui en bas se dirige sur le tubercule du cinquième métatarsien dans une étendue de de 5 à 6 centimètres. Vers le milieu de cette incision part une seconde incision très courte qui vient mourir sous la malléole externe ; d'où deux petits lambeaux que l'on dissèque, et voie créée qui permet de sectionner les ligaments externes de l'articulation, y compris les ligaments postérieurs. Les tendons sont réclinés en dedans et ne courent aucun risque, pas plus que les vaisseaux. Les ligaments calcanéo-astragaliens sont sectionnés.—Enfin, par une incision interne menée au-devant de la malléole tibiale, le bistouri va sectionner les ligaments internes. — L'astragale saisi avec le fort davier de Farabeuf est basculé et extrait.

M. Eug. Bœckel (1), chirurgien de l'hôpital de Strasbourg, emploie un procédé tout à fait analogue. Après avoir appliqué la bande d'Esmarch, toutes les précautions antiseptiques étant prises, il fait une incision courbe au côté externe allant de l'articulation tibio-péronière jusqu'au bord des tendons extenseurs vers la base du quatrième métatarsien; cette incision qui doit aller d'emblée jusqu'à l'os, suffit pleinement, d'après lui, pour arracher l'astragale qui, grâce à la position vicieuse du pied, est subluxé de ce côté et y fait une forte saillie. Après cette incision, il ne faut pas s'attendre, dit Bœckel, à cause

(1) Bœckel. Comm. à la Soc. de chir. sur le traitement des pieds bots invétérés par l'extirpation de l'astragale, 18 avril 1883, p. 330.

des adhérences de la synoviale à la poulie de l'astragale, à tomber dans la cavité articulaire. On met à nu l'os en disséquant et en détachant les adhérences, et on le fixe avec un crochet double qu'on implante dans son tissu ; on sectionne alors les ligaments péronéo-astragaliens, puis le ligament astragalo-calcanéen ; l'on désarticule alors la partie antéro-interne en faisant récliner les tendons en dedans, on attire l'os à soi avec l'érigne qui y est implantée, et on arrive ainsi aux ligaments internes que l'on coupe. (*Peut-être, chez l'adulte, ce dernier temps exigerait une incision interne.*) L'astragale est ainsi enlevé en totalité ; l'astragale une fois éloigné, le pied se redresse dans la majorité des cas, parce que les tendons et les ligaments qui vont de la jambe au pied se trouvent tous relâchés. Si la face externe du calcanéum venait à butter contre la malléole péronière, on enlèverait un centimètre ou un centimètre et demi de cette dernière par la plaie de l'extirpation. En cas de besoin, on compléterait le redressement de l'avant-pied en sectionnant par la méthode sous-cutanée l'aponévrose plantaire et les muscles sésamoïdiens internes.

Après avoir déroulé le pied et l'avoir redressé, Bœckel fait le pansement avec de la gaze iodoformée après lavage et drainage de la plaie, sur laquelle on applique quelques sutures peu serrées qu'on doit enlever au bout de sept à huit jours ; le tout est recouvert de coton, et le membre redressé est enfermé dans un appareil plâtré, fenêtré après dessiccation. — La bande d'Esmarch ne doit être enlevée que lorsque le pansement est terminé et l'appareil appliqué ; du reste le membre est maintenu le premier jour suspendu pour éviter les hémorrhagies vaso-paralytiques. A la troisième ou quatrième semaine l'incision est d'habitude tout à fait cicatrisée, si l'antiseptie a été parfaite; on peut commencer les exercices de flexion et d'extension du pied, et quelques jours plus tard on fait marcher les enfants. Mais il est prudent, pour obtenir un résultat durable, de faire porter pendant plusieurs mois un appareil contentif en cuir moulé avec attelles jambières articulées au niveau des malléoles, et de telle façon que l'articulation interne soit un peu plus basse que l'externe; le pied se renversant ainsi tout naturellement en valgus, on lui fera prendre la tendance d'appuyer sur le bord externe.

(b.) *Autre procédés.*

1° *Ablation de l'astragale et de la grande apophyse du calcanéum.* — Cette pratique, qui a déjà été usitée par quelques chirurgiens, en particulier par Beauregard (du Havre) (1) — il est vrai que ce chirurgien n'a pas enlevé totalement l'astragale — a été surtout préconisée comme méthode générale par M. Gross, de Nancy (dernier Congrès de chirurgie, séance du 6 avril 1885). Ayant observé que par l'ablation de l'astragale seulement, il ne supprimait pas la courbure concave du bord interne du pied, et que la marche n'était pas non plus parfaite, il a pensé que si l'extirpation de l'astragale permet le redressement au point que la plante du pied s'appuie horizon-

(1) Soc. de chir., 1882, p. 766.

talement sur le sol, peut-être l'excision d'un coin à base externe pourrait corriger l'inflexion du bord interne. D'après Gross, c'est le calcanéum qui est, après l'astragale, l'agent principal de la déformation, le calcanéum avec le cuboïde. La résection d'un coin oseux au niveau de l'articulation calcanéo-cuboïdienne, et, pour préciser, la résection de l'extrémité antérieure du calcanéum est donc nécessaire.

« Après l'extirpation de l'astragale, dit M. Gross (1), « on sectionne s'il est nécessaire le tendon d'Achille. Si le « redressement est empêché par la malléole externe, on « peut en faire la résection, mais le plus souvent ce sera « une opération inutile. Le véritable obstacle au complet « rétablissement de la forme du pied vient de l'articu- « lation calcanéo-cuboïdienne ; on fera donc une résec- « tion de l'extrémité antérieure du calcanéum. »

2° *Citons encore quelques procédés ou pratiques individuelles qu'on ne peut ni ne doit généraliser :*

West.— Il enlève tout l'astragale, le cuboïde et le scaphoïde, en ne laissant de tout le tarse postérieur que le calcanéum. Mais que devient le squelette du pied avec un pareil procédé ?

Hueter. — Il propose la résection du col et de la tête de l'astragale sans toucher au corps, ni ouvrir l'articulation tibio-tarsienne ; il conseille même d'enlever le scaphoïde et aussi le cuboïde lorsque la correction n'est pas encore rendue possible.

(1) Rev. de chir., mai 1885. Compte rendu du Congrès de chirurgie, p. 354.

Rydygier de Culm. — Pour obvier au pied bot varus équin, il pratique l'ablation du col et de la tête de l'astragale, puis la partie antérieure du calcanéum, le coin enlevé à ce dernier os étant à base externe et supérieure. Pour corriger l'équinisme, il extirpe un coin osseux, partie sur la face inférieure de l'astragale, partie sur la face supérieure du calcanéum et à base antérieure. Dans le premier cas, il redresse le varus ; dans le deuxième la réduction du pied devient facile.

Sans parler d'un cas d'ostéotomie linéaire du tibia et du péroné exécutée par Hahn, qui prétend être arrivé ainsi à un succès complet sans raccourcissement (l'enfant est malheureusement mort de maladie intercurrente), la résection du cou-de-pied a été pratiquée deux fois pour une luxation irréductible de cette articulation : une fois par M. le professeur Richet (1) qui, après avoir vainement tenté de réduire chez un homme de 40 ans une luxation du pied en dehors avec fracture des deux os de la jambe, réséqua le tibia et sectionna le péroné ; un deuxième, en 1875, par Courvoisier, de Bâle, qui pratiqua la résection tibio-tarsienne pour infirmité résultant d'une luxation ancienne du pied. Nous laissons de côté ces procédés qui visent les os de la jambe ; ils rentrent dans le groupe des résections tibio-tarsiennes, et sortent absolument du cadre que nous avons tracé à notre travail.

(1) Etcheverria. Thèse de Paris, 1874, p. 4.

RÉSULTATS.

1° *Tarsotomie antérieure partielle (extirpation du cuboïde).*

M. Schwartz (1) a relevé 12 cas de tarsotomie antérieure partielle dus à Solly, Lucke, Poinsot, Beauregard, etc. Dans aucun cas la mort n'est survenue, mais les résultats thérapeutiques sont beaucoup moins favorables que pour la résection cunéiforme : le redressement ne s'est pas maintenu, malgré la section de l'aponévrose plantaire, du tendon d'Achille ; on a souvent été obligé de faire de nouvelles ténotomies, et de plus, presque tous les malades ont dû porter des appareils pour marcher.

« En somme, l'extirpation du cuboïde qui, presque « toujours, comme nous l'avons dit, intéresse les os « avoisinants, surtout quand les articulations sont « ankylosées, nous paraît bien inférieure comme résul« tats à la tarsotomie totale cunéiforme : elle n'est géné« ralement pas suffisante. » (Schwartz, loc. cit., p. 193.)

2° *Tarsotomie postérieure.*

L'extirpation de l'astragale (combinée ou non à la résection d'une partie de la malléole externe) a été pratiquée bien plus souvent que l'extirpation du cuboïde, mais

(1) Schwartz. Des différentes espèces de pieds bots et de leur traitement, p. 192.

beaucoup moins souvent que la résection cunéiforme totale. Cette opération qui, à l'heure actuelle, est surtout préconisée par Bœckel, a été pratiquée en 1872 par Lund (de Manchester) sur un garçon de 7 ans atteint d'un double pied bot varus équin ; Lund fit en 1878 une troisième extirpation d'astragale sur un homme de vingt ans dont le pied-bot était affecté d'ulcérations douloureuses. Ces trois cas, qui n'ont pas donné de trop beaux résultats, ont été publiés en 1880 par Poinsot qui, le premier en France, a réellement attiré l'attention sur la tarsotomie par son mémoire présenté à la Société de chirurgie. Depuis Lund, la tarsotomie postérieure a été entreprise et prônée par plusieurs chirurgiens : Mason Erskine en publia 1 cas, en 1878 (21 décembre); Ried 4 cas en 1880 ; Lucke 1 cas en 1881; Rupprecht 18 en 1882; Hahn 6 en 1883. Ils prétendent tous, sauf Mason Erskine, en avoir obtenu d'excellents résultats ; malheureusement, les observations des opérations de Rupprecht et de Hahn font défaut. Eug. Bœckel en a publié 4 cas en 1883, M. Schwartz 3 nouveaux cas de Bœckel et 1 de M. Lucas Championnière en 1883, et M. Gross (de Nancy) 3 cas en 1884. Somme toute, il existe à notre connaissance, en ajoutant aux cas précédents ceux qui sont cités dans le mémoire de M. Chauvel, 47 opérations de tarsotomie postérieure. Elles n'ont donné qu'une mort : le cas de *Mason Erskine*, qui dut amputer la jambe de son malade. Toutes les autres se sont terminées par la guérison. Ajoutons qu'elles ont presque toutes été faites avec les précautions antiseptiques, et qu'il n'y a pas eu à signaler d'accidents graves pendant la guérison des plaies.

a) Nous trouvons dans la statistique de M. Chauvel 7 cas dans lesquels on a fait l'ablation de l'astragale seul, ou avec la section secondaire de la malléole externe :

2	fois	résultat	bon,
4	»	d°	très douteux,
1	»	d°	mauvais.

En opposition, Chauvel place 6 cas dans lesquels on a fait la résection partielle de l'astragale et des os de la jambe (en somme une résection tibio tarsienne), et il constate que ces résultats ont été bien supérieurs, et il en conclut que : contre le pied bot équin, *la résection tibio-tarsienne complète ou partielle doit être préférée à l'extraction isolée de l'astragale.*

b) *Statistique de Schwartz.* — Sur 20 cas (dans lesquels rentrent la plupart des faits de Eug. Bœckel), aucun cas de mort.

La décomposition des faits n'est pas facile : quelques opérés marchent très bien, mais beaucoup de résultats incertains, ou bien cas trop récents pour qu'on puisse porter un jugement définitif sur l'efficacité de l'intervention.

c) *Pratique de Bœckel.* — 3 *Observations*: Dans le premier cas qui vise un enfant de 4 ans, atteint de double varus équin congénital, il est noté que la plante du pied repose sur toute son étendue, que l'enfant marche bien, mais que l'avant-pied conserve encore une certaine adduction sur l'arrière-pied. Dans le second cas, où il s'agissait d'un enfant de 3 ans 1/2, atteint aussi de double varus équin congénital, Bœckel constate la bonne position du pied : l'enfant d'ailleurs marche, et sans boîter. Enfin dans le troisième fait, où l'ablation des deux astragales a été faite à six jours d'intervalle chez un garçon de 6 ans, toujours atteint de double varus équin congénital, on constate que l'enfant se lève cinq semaines après l'opération, et que cinq mois après, non seulement il marche bien, mais il joue avec ses camarades et court aussi bien qu'eux : néanmoins le pied a une légère tendance à s'appuyer sur le bord externe.

Ajoutons que dans les trois cas la section du tendon d'Achille, l'application journalière d'un appareil orthopédique après massage, et les redressements forcés suivis de bandages plâtrés avaient précédé la tarsotomie, et que tous ces moyens n'avaient amené aucune amélioration.

Nous ne parlons pas de trois autres opérations d'extirpation de l'astragale pratiquées depuis par Eug. Bœckel, et dont parle M. Schwartz dans son étude sur les différentes espèces de pieds bots (p. 200) : les faits étaient trop récents pour pouvoir rien affirmer quant au résultat final, c'est à dire pour pouvoir porter un jugement définitif sur l'efficacité de l'intervention.

Mais les trois premiers faits de Eug. Bœckel ont donné des résultats qui, sans être absolument parfaits, sont néanmoins très satisfaisants, peut-être parce qu'ils sont observés chez des enfants relativement très jeunes et chez lesquels *le massage forcé eût peut-être donné à la longue des résultats utiles*. Dans tous les cas ils sont supérieurs à ceux indiqués par les autres statisques sauf celle de M. Gross, de Nancy.

d) *Statistique de Gross*, de Nancy. — M. le professeur Gross, qui ajoute à l'ablation de l'astragale la résection de la partie antérieure du calcanéum, n'a obtenu que des résultats absolument parfaits par l'emploi de cette méthode opératoire : la correction immédiate a été satisfaisante, et la forme définitive du pied ne diffère pas de celle du pied normal : quant à la marche, elle ne fatigue nullement. Il est vrai d'ajouter que Gross n'a fait cette opération qu'une seule fois sur les deux pieds.

En résumé, Bœckel estime que l'extirpation de l'astragale donne des résultats parfaits. « Dans le jeune âge et « jusqu'à l'âge de quinze ou seize ans, l'extirpation de « l'astragale suffit certainement pour redresser le pied. « La déformation qui résulte de cette opération est très « peu apparente, au point qu'une personne non prévenue « ne pourrait reconnaître à l'inspection le genre d'opé- « ration qui a été pratiqué.

« Un autre avantage de l'extirpation de l'astragale « réside en ce point que si un enfant a été opéré à un « seul pied, il ne boite pas et n'a pas besoin d'appareil « prothétique, parce que le raccourcissement de la jambe « qui en résulte est extrêmement minime.

« Il est évident d'ailleurs qu'on n'entreprendra l'ex- « tirpation de l'astragale qu'après avoir tenté avec « persévérance les traitements orthopédiques, et qu'on « ne la fera que sur des enfants bien portants et qui ont « au moins dépassé l'âge de la première dentition » (1).

(1) Bœckel. Loc. cit., p. 341.

M. Gross, de Nançy, trouve que l'ablation de la partie antérieure du calcanéum est seule capable de supprimer l'adduction de la partie antérieure du pied. « Le « véritable obstacle au complet rétablissement de la « forme du pied vient de l'articulation calcanéo-cuboï- « dienne : on fera donc une résection de l'extrémité « antérieure du calcanéum » (1).

M. Chauvel, du Val-de-Grâce, prétend que la résection tibio-tarsienne est préférable à la tarsotomie proprement dite. Il est vrai que cette dernière opinion date déjà de quelques années (1882); et, depuis cette époque, la tarsotomie a fait quelque chemin.

Qu'est-ce à dire, si ce n'est que le jugement à porter dans les différents procédés de tarsotomie postérieure est à réserver, et que nous ne sommes pas en droit de nous prononcer d'une façon très catégorique sur leur valeur thérapeutique. D'ailleurs si les statistiques sont insuffisantes pour bien juger de la valeur fonctionnelle de la tarsotomie postérieure, a fortiori pour les différents procédés. A notre avis l'extirpation de l'astragale pare, il est vrai, à l'équinisme ; mais elle ne corrige pas aussi bien le varus, puisque le pied tend toujours à se porter dans cette position. L'extirpation de l'astragale permet à tous les opérés de marcher sur le talon, et elle a l'avantage de ménager davantage la forme du pied et de ne pas le déformer comme la résection cunéifome du tarse. Nous croyons donc que l'extirpation pure et simple de l'astragale pourra être faite dans un premier temps et

(1) Gross. Congrès de chirurgie, séance de 6 avril.

sera suffisante dans les cas d'équinisme prononcé avec varus réductible par les sections tendineuses ou aponévrotiques. Mais si le varus est irréductible et osseux, le redressement ne sera pas suffisant par l'extirpation de l'astragale : c'est alors que le procédé de Gross, c'est-à-dire l'ablation d'un petit coin osseux de l'articulation calcanéo-cuboïdienne est tout indiqué : on augmentera ainsi les chances de redressement sans augmenter la gravité de l'intervention.

Bien entendu, nous ne parlons que pour les adolescents et les adultes : chez l'enfant, il faut tout tenter et d'une manière suivie avant de pratiquer la tarsotomie, que nous n'hésiterions plus à pratiquer si nous échouions après avoir essayé consciencieusement les ténotomies et les appareils.

3° *Tarsotomie antérieure totale ou cunéiforme.*

Il est bon de redire que cette expression signifie non pas que tout le tarse est enlevé, mais simplement qu'il y a plus que le cuboïde (Chauvel). La tarsotomie cunéiforme est une opération qui a été faite depuis Otto Weber par un grand nombre de chirurgiens étrangers, et en France par E. Bœckel, Ollier, Beauregard.

Statistique de Chauvel . . . 37 cas.
— *de Schwartz*. . . 24 nouveaux cas.

(Dans la statistique de Schwartz sont comprises les quatre résections cunéiformes dont parle Rupprecht dans un mémoire récent (1) ; un de ces cas ayant été suivi de

(1) Tarsotomie dans les cas de pieds bots anciens. Centr. f. Chir., 1882.

mort, les détails manquent pour le résultat fonctionnel des trois autres.

La tarsotomie cunéiforme a donc été pratiquée 61 fois, tant pour pieds bots congénitaux que pour pieds bots accidentels.

a. *Mortalité.*—Au point de vue de la valeur opératoire, ces 61 opérations fournissent 5 morts, dont 2 seulement sont imputables à l'intervention en elle-même : les cas de Rupprecht et de R. Davy. Deux décès sont dus à une affection ancienne du cœur ; le troisième (fait d'Otto Weber, 1865) est survenu à la suite de pourriture d'hôpital, que l'on aurait évitée avec les pansements antiseptiques.

b. *Complications.* – Quelques accidents (phlegmons, érysipèle, gangrènes localisées, hémorrhagies), qui se sont tous du reste terminés à la satisfaction du chirurgien ; mais à cet égard on ne saurait trop répéter qu'il faut établir une différence entre les opérations faites antiseptiquement et les autres.

c. *Sexe, âge des opérés.* — Le nombre des garçons l'emporte de beaucoup sur celui des filles (33 garçons sur 7 filles pour 40 cas bien connus). Chauvel pense que la fréquence des formes invétérées chez les garçons résulte de la force musculaire plus considérable, de la difficulté plus grande du maintien et de l'immobilisation.

C'est de 8 à 15 ans que l'on constate le plus grand nombre d'opérations de tarsotomie cunéiforme (1) :

(1) Schwartz. Loc. cit., p. 190 et 191.

4 fois de 0 à 5 ans (dont une fois à 16 mois).
14 — de 5 à 10 —
17 — de 10 à 20 —
4 — à 20 ans et au delà.

d. *Valeur thérapeutique. Résultats définitifs.* — Sur 43 malades :

16 fois Marche sans appareils, c.-à-d. bons résultats.
9 — — avec — — — —
15 — Résultat incertain.
3 — Résultats médiocres ou nuls : tendance à la récidive.

Donc beaucoup de résultats inconnus ou douteux, soit à cause du peu de temps qui s'est écoulé depuis l'opération, soit à cause de l'insuffisance des détails fournis.

On n'est pas fixé la plupart du temps sur la manière dont se fait la consolidation, et on ignore si c'est du tissu fibreux ou du tissu osseux. Généralement les chirurgiens ont perdu de vue leurs malades qui avaient leur pied bien redressé aussitôt après l'intervention, il est vrai, mais on est sans notions sur l'accomplissement de la fonction. Il faudrait voir les opérés quelques années après l'intervention chirurgicale pour pouvoir en juger sûrement le résultat.

Quant *à la forme*, elle est profondément modifiée par l'ablation de ces larges coins du tarse, et il y a raccourcissement du pied de 4, 5, 6 centimètres.

Somme toute, la résection cunéiforme du tarse pourra donner des résultats avantageux lorsque le varus l'emportera sur l'équinisme ; lorsqu'au contraire le pied sera équin-varus, la correction ne se fera plus aussi facilement.

NOUS NOUS RÉSUMONS :

Malgré les incertitudes qui persistent sur un trop grand nombre de résultats, la tarsotomie est une opération qui a pris droit de domicile dans le traitement des pieds bots anciens. Sans doute, avant de la pratiquer on aura acquis la certitude de l'insuffisance des moyens ordinaires (ténotomie et appareil, massage ou redressement forcé sous le chloroforme avec applications consécutives et successives d'appareils inamovibles ou à traction élastique (Delore) ; massage forcé combiné aux sections sous-cutanées des tendons et de l'aponévrose plantaire et au port d'appareils pendant le temps nécessaire à la consolidation (faits de M. le professeur Trélat, de MM. Tillaux et Delore). On se rappellera au point de vue du pronostic non pas les morts qui, à l'heure actuelle, ne doivent plus charger la statistique de la tarsotomie, mais les complications variées plus ou moins sérieuses qui peuvent survenir, et en particulier les hémorrhagies.

Et lorsque *d'un côté*, après avoir vu échouer chez un enfant un traitement bien entendu, on songera, étant à bout de ressources, aux nouvelles interventions chirurgicales dont nous venons de parler ; lorsque *d'un autre côté*, se trouvant en présence d'adultes atteints, par exemple, de varus équin congénital, surtout de ceux qui ont des lésions graves du point de sustentation (hygroma suppuré, mal perforant, carie...) ou qui ne peuvent marcher qu'avec des béquilles, on se sera décidé à pratiquer la tarsotomie qui vaut mieux, croyons-nous, que l'amputation partielle du pied, voici comment, à notre avis, il faudra procéder :

Si l'équinisme prédomine, et que l'on entrevoit la possibilité de corriger le varus assez facilement réductible, on peut se contenter de l'extirpation pure et simple de l'astragale.

Lorsqu'au contraire le varus prédomine, l'extirpation de l'astragale à laquelle on joindra la résection cunéiforme d'un petit coin osseux de l'articulation calcanéo-cuboïdienne est indiqué, et nous préférons de beaucoup ce procédé aux larges résections cunéiformes, dont nous ne sommes nullement partisan.

DEUXIÈME PARTIE

DE LA TARSOTOMIE DANS LES OSTÉO-ARTHRITES

Si la résection des os du tarse est de date récente en ce qui concerne le traitement du pied bot, il n'en est plus de même pour les altérations nécrosiques et surtout carieuses qui rentrent aujourd'hui, pour une bonne part du moins, dans le cadre considérablement agrandi de l'ostéite tuberculeuse.

Nous lisons en effet dans Velpeau (1) : « M. A. Séve-
« rin qui retrancha, en 1846, des portions cariées de
« l'astragale, du calcanéum et du scaphoïde, avec un
« couteau rougi au feu, dit qu'il laissa ainsi un sinus
« creux autour de la malléole qui ressemblait à la gueule
« d'un loup, et que le malade guérit. »

Sédillot écrit aussi (2) : « Moreau fils creusa pour ainsi
« dire toute la face inférieure du calcanéum en conser-
« vant le tendon d'Achille et sauva le membre. Dans un
« autre cas plus grave où la carie affectait la partie
« moyenne et externe du pied, le père de ce chirurgien

(1) Nouveaux éléments de médecine opératoire, 1839, t. II, p. 728.

(2) Médecine opératoire, 1846, p. 413.

« découvrit les parties affectées par un lambeau quadri-
« latère allongé, à base supérieure, et étendu depuis
« l'apophyse antérieure du calcanéum jusqu'au tiers
« postérieur du cinquième métatarsien. Toute la surface
« cuboïdienne du calcanéum, le cuboïde, le troisième
« cunéiforme, l'extrémité postérieure du quatrième mé-
« tatarsien et une portion du cinquième furent enlevés,
« le lambeau tégumentaire abaissé sur la vaste excava-
« tion produite par une si grande perte de substance, et
« le malade finit par guérir et par marcher librement
« sur son pied mutilé dont la forme n'était que peu
« altérée. »

Il serait facile de multiplier les citations de cas dans lesquels les anciens chirurgiens ont extirpé divers os du tarse dans les cas de carie ; mais il faut reconnaître que la plupart de ces faits manquent de détails cliniques suffisants pour les bien apprécier : ce sont des curiosités historiques, mais non des éléments de jugement. Il était néanmoins utile de rappeler ces dates déjà lointaines, car, en lisant quelques documents nouvellement éclos sur la tarsotomie, on serait tenté de la croire une invention toute récente.

Bien que les autres os du tarse aient été extirpés dans un certain nombre de cas, c'est surtout l'astragale qui est visé dans les observations contemporaines comme dans les anciennes ; puis, beaucoup moins souvent, ce sont les os du tarse antérieur qui sont enlevés. Comme nous l'avons vu dans le pied bot, l'ablation de l'astragale constitue une *tarsotomie postérieure ;* l'extirpation des os de la deuxième rangée du tarse est désignée aussi du nom de *tarsotomie ou tarsectomie antérieure totale.*

Un fait frappe dès l'abord, lorsqu'on examine le degré de fréquence de ces opérations dans les ostéites chroniques, c'est leur petit nombre par rapport à leur fréquence relative à la suite de traumatismes de la région. L'explication de ce fait est simple à donner : l'ablation isolée d'un os du tarse implique la notion d'une lésion limitée à cet os ; or les lésions de l'ostéite tuberculeuse ne sont pas toujours, au début du moins, traduites par des phénomènes que puisse apprécier la clinique. Des éléments tuberculeux ont souvent déjà envahi à distance des parties osseuses plus ou moins loin du foyer initial seul reconnu, ainsi que l'ont montré les recherches de M. le professeur Lannelongue. De là l'insuffisance encore trop fréquente des exérèses isolées des os du tarse, ou bien encore la nécessité de remonter le niveau d'une amputation, lorsque, pensant pouvoir conserver une partie plus ou moins importante du pied, le chirurgien se voit obligé séance tenante d'aller faire porter la section sur les os de la jambe. Ce sont là des faits d'observation journalière, et ce sont précisément ces faits qui sont cause que la Société de chirurgie a sinon complètement repoussé, au mois de janvier 1884, l'extirpation isolée de l'astragale dans les cas d'ostéite tuberculeuse limitée à cet os, du moins qu'elle n'a pas cru devoir la préconiser.

I. — Ablation de l'astragale.

Il est difficile de se contenter de l'historique indiqué par Robert, qui fait remonter la première ablation de l'astragale à Dietz, en 1842. Il suffit de consulter Velpeau (1) pour y lire ce qui suit : « L'extirpation ou l'exci-« sion de l'astragale carié encore dans ses rapports avec « la jambe et le pied a été pratiquée : 1° par *Moreau père* « qui en enleva la face articulaire supérieure et une « grande partie du corps avec la gouge ; 2° par *Moreau fils*, « qui l'enleva tout entier avec la gouge, la présence du « péroné sain s'opposant à ce qu'on luxât le pied ; 3° par « *M. Champion*, qui en extirpa toute la portion tibiale « avec la scie ; 4° par le même, après l'excision du péroné « et du tibia. »

Velpeau ne dit pas ce que sont devenus les opérés, mais si l'on juge des premiers résultats par ceux qui ont suivi, on peut croire qu'ils ne furent pas des plus encourageants, car, sur 14 cas dus à divers chirurgiens, 4 fois seulement la guérison est notée. La plupart des malades mouraient plus ou moins rapidement : dans l'une des observations (Hey), la cause de la mort est attribuée à l'asthme ; dans une autre (Gooch), à une imprudence ; mais en somme la grande coupable, ainsi que nous l'a enseigné l'histoire pas encore très ancienne des plaies d'opération, était l'infection purulente.

Sans doute ces ablations ont été souvent incomplètes ; il ne s'agissait pas de désarticulations de l'astragale,

(1) Loc. cit., p. 734.

mais comme ces opérations d'évidement total de l'astragale se rapprochent singulièrement au point de vue du résultat de la désarticulation elle-même, et que dans certains cas où l'os est très friable, on ne peut pour ainsi dire faire d'autre opération que cet évidement, ces deux opérations doivent être rapprochées l'une de l'autre.

L'opération réglée d'ablation de l'astragale date de Dietz, en 1842 (1); ce chirurgien enleva le premier avec succès l'astragale pour guérir une carie du tarse. Quelques années plus tard, en 1850, Busch obtint un nouveau succès; et depuis cette époque, plusieurs observations furent publiées par les chirurgiens anglais et relevées par Hancoch. Dans ces derniers temps, l'extraction de l'astragale a souvent été pratiquée en Allemagne pour faciliter la résection tibio-tarsienne dans le cas de tumeur blanche du cou-de-pied. Néanmoins, en France, on tenait en suspicion ces ablations d'os isolés du tarse; on se fondait pour justifier la pratique sur la difficulté de localiser les lésions d'une manière certaine et sur la multiplicité fréquente des foyers de l'ostéite tuberculeuse, ainsi que nous le verrons plus loin.

Mais si l'opinion qui avait jusqu'ici prévalu est vraie dans un grand nombre de cas, il existe à l'heure actuelle des faits qui tendent à l'atténuer, et à lui enlever le caractère trop exclusif, trop prohibitif qu'elle présentait. Il est du reste une raison qui justifie l'étude appro-

(1) Maunoir. Note sur la résection de l'astragale. Lausanne.

fondie de cette ablation de l'astragale, c'est la fréquence des lésions de cet os. Ainsi, Czerny (1) constate sur 52 cas de carie du tarse, que 17 fois l'affection siégeait dans l'astragale, 13 fois dans le calcanéum, 14 fois dans le cuboïde, 8 fois dans le scaphoïde et les cunéiformes voisins. Kocher (2) et Thomas Annandale (3) à l'étranger, Ollier en France, ont fait remarquer que l'astragale est très fréquemment le siège initial de foyers d'ostéite, à raison probablement du traumatisme, minime il est vrai, mais incessamment répété qui résulte de la marche.

L'articulation astragalo-calcanéenne est bien plus exposée que l'articulation tibio-tarsienne aux accidents consécutifs de l'entorse, qui est rarement tibio-tarsienne et qui est le plus souvent médio-tarsienne ou calcanéo-astragalienne, parce que les mouvements de latéralité se produisent surtout dans les articulations du tarse. C'est encore là une raison pour que dans un grand nombre de caries du tarse, le processus morbide commence dans l'articulation astragalo-calcanéenne, et y demeure longtemps limitée, et pour que les arthrites fongueuses tibio-tarsiennes aient leur origine dans un foyer d'ostéite primitive de l'astragale. La tuberculose semble donc attirée par les irritations chroniques.

M. Robert (du Val-de-Grâce), dans un excellent mémoire publié dans les *Archives générales de médecine* (avril et mai 1884) (4), a insisté sur les mêmes faits ; et,

(1) Czerny. Volkmann Samlung, n° 76.

(2) Kocher. Volkmann Samlung, n° 102.

(3) Thomas Annandale. Edinburg med. Jour., 1877.

(4) Robert. Mémoire sur l'ablation de l'astragale dans le trai-

dans une communication à la Société de chirurgie (juin 1883, p. 325), il a présenté un malade de 25 ans auquel il avait enlevé, le 15 septembre 1882, l'astragale atteint d'ostéite tuberculeuse non suppurée. Nous publions plus loin cette intéressante observation qui montre que la cicatrisation fut obtenue en quatre mois, et que le malade put marcher en juin 1883, avec une bottine spéciale, à semelle plus épaisse sous l'avant-pied, et faire sans fatigue environ 2 kilomètres. « Cette observation, conclut « M. Robert, plaide en faveur des résections partielles « du tarse dans le cas de tuberculose localisée, et il est « possible de conserver ainsi, par un traitement bien « dirigé, nombre de pieds qui faute de soins sont destinés « à l'amputation. »

M. Chauvel, analysant le mémoire de Robert, dans la séance du 9 janvier 1884 (1), après avoir examiné les divers traitements conservateurs préconisés qui sont tous insuffisants, admet « qu'en théorie, si le mal est localisé « à l'astragale, l'extirpation totale de cet os est le mode « de traitement le plus rationnel. Mais comment recon- « naître cette localisation ? Le diagnostic nous semble « fort difficile, et la limitation de la douleur et du gon- « flement au territoire de l'astragale ne suffit pas pour « affirmer la localisation des lésions. Il en est de même « du stylet. Force est donc de se fier à des signes peu « précis, quitte à modifier chemin faisant le plan opéra-

tement des ostéo-arthrites fongueuses du cou-de-pied (Arch. gén. méd., avril et mai 1884, p. 385 et 567).

(1) Soc. de chir., séance du 9 janv. 1884, p. 21.

« toire, si les lésions sont plus étendues qu'on ne l'avait « d'abord supposé ».

Et plus loin, il ajoute: « à l'incertitude que laissent un « diagnostic toujours très difficile et l'intervention chirur- « gicale, certes plus délicate et plus grave qu'une ampu- « tation de la jambe, s'ajoute, pour nous imposer cette « réserve, le danger de faire une opération incomplète et « d'exposer le malade à une récidive rapide du mal, « pour ne lui laisser en fin de compte qu'un membre « d'un usage limité. Encore laissons-nous de côté la « question de la généralisation de la tuberculose, et ce- « pendant la durée toujours longue de la suppuration « ne nous semble pas une condition favorable chez un « sujet déjà épuisé et fort enclin à la tuberculose ».

Dans la même séance de la Société de chirurgie M. Berger partage l'avis du rapporteur, M. Chauvel. Malgré le cas de M. Robert, cas qui n'est pas isolé puisque Hancock en cite un certain nombre dans son livre sur la chirurgie du pied, il ne croit pas que l'on puisse poser en règle générale que la résection astragalienne pour une tuberculose limitée de cet os, est préférable à l'amputation de la jambe. « La seule chose que je puisse « admettre, ajoute-t-il, c'est que dans certains cas favo- « rables à la résection, et alors que l'état général est « bon, on soit autorisé à ouvrir largement l'article, à re- « chercher avec le plus grand soin si les lésions sont lo- « calisées, quitte à se décider séance tenante pour l'am- « putation, si l'on trouve quoi que ce soit de suspect « dans les parties voisines de l'astragale ».

M. Tillaux va encore plus loin : il repousse absolument

la résection du cou-de-pied, car il considère la suppression de l'astragale comme très défavorable au point de vue fonctionnel. « Les malades marchent très mal, dit « M. Tillaux, et leur pied ne vaut certainement pas un « bon appareil prothétique. »

Mais, presque à la même époque, le 23 avril 1884, M. Ollier faisait une importante communication à la Société de chirurgie, et démontrait que l'ablation de l'astragale par *son nouveau procédé opératoire*, était légitimée par un grand nombre de succès obtenus dans sa pratique.

« Depuis que j'ai pratiqué la résection de l'astragale « par cette méthode, dit M. Ollier (1), je n'ai eu qu'à me « louer de cette opération. Le résultat fut excellent: « comme l'astragale n'a pas une grande importance au « point de vue fonctionnel, et comme son ablation ne « laisse pas après elle une difformité considérable, les « malades opérés marchent facilement. Les malléoles « s'abaissent un peu, cela est vrai, mais beaucoup moins « qu'on ne pourrait le supposer; la cavité opératoire, « en effet, se comblant peu à peu, d'une part, grâce au « retrait de l'avant-pied en arrière, et, d'autre part, « grâce à l'interposition entre les surfaces osseuses d'une « certaine quantité de tissu fibreux; peut-être même ob- « tient-on quelquefois un tissu ostéo-fibreux, si j'en juge « par le résultat de l'autopsie d'un malade auquel j'a- « vais enlevé, sept mois auparavant, l'astragale et le « calcanéum.

« J'ai fait 22 ablations depuis quelques années; 16 ont

(1) Bull. Soc. chir., 1884, p. 343.

« été faites pour des ostéo-arthrites du pied. Sur ces 16 « malades, 1 est mort de pourriture d'hôpital ; les 15 au« tres guéris ou en voie de guérison sont dans les condi« tions que je viens d'indiquer.

« Cette ablation, pratiquée dans les cas d'ostéo-ar« thrite tibio-tarsienne, peut être considérée comme le « premier temps de la résection de l'article. L'astragale, « en effet, étant toujours malade lorsqu'il s'agit d'une de « ces ostéo-arthrites, il y a tout intérêt à commencer par « enlever cet os, puisque sa suppression laisse derrière « elle un vide considérable, permettant d'apprécier avec « la plus grande netteté l'étendue des désordres sur les « os voisins.

« J'ai quelquefois enlevé simultanément l'astragale « et le calcanéum, mais j'avoue que je ne suis pas très « satisfait des résultats obtenus. Sur 5 opérations, il n'y « en a qu'une dont j'ai eu à me féliciter. Aussi cette double « résection ne devra-t-elle être préférée à l'amputation « de la jambe que dans les cas tout à fait exceptionnels, « ceux par exemple, où le malade se refuse absolu« ment à l'amputation. Encore est-il qu'il ne faudra ja« mais y avoir recours passé la vingtième année. »

Plus récemment encore, au Congrès de chirurgie de 1885, M. Ollier (1), parlant des ostéo-arthrites tuberculeuses, dit que dans ces cas, il enlève toujours aujourd'hui l'astragale qu'il se contentait autrefois d'abraser, cet os étant peu vasculaire et incapable une fois atteint

(1) Rev. de chir. Compte rendu du Congrès de Chir., n° du 10 mai 1885, p. 368.

de se réparer, et qu'il ne résèque les malléoles que secondairement. Il ajoute que le terrain étant déblayé par l'ablation de l'astragale, il explore la face profonde, et si les malléoles sont malades, il n'en résèque qu'une partie, quelque confiant qu'il soit dans la régénération des saillies osseuses. Il enlève encore l'astragale, même dans le cas où le pus vient du tibia, après les grattages et les ruginations du tibia. L'astragale extirpé, le calcanéum remonte, s'emboite entre les malléoles; la cavité est vite comblée par une masse plastique ostéo-fibreuse qui permet le rétablissement des mouvements normaux, et le pied est légèrement raccourci, mais la forme est absolument conservée. M. Ollier conclut que « l'extirpation de « l'astragale précoce, en temps opportun, *peut rendre « d'immenses services et permettre de conserver des pieds « d'un très bon usage qu'il aurait fallu amputer, si, par « une attente immodérée, on avait laissé le temps aux lé- « sions de progresser irrémédiablement. L'opération n'est « pas grave.* Sur les 15 dernières opérations, dont quel- « ques-unes chez des individus de déplorable santé, je « n'ai pas eu une seule mort. C'est une opération qui doit « être réservée presque uniquement aux enfants, aux « adolescents ou aux jeunes gens. »

Indications. — Les indications de l'extirpation de l'astragale pour ostéo-arthrite fongueuse et vraiment tuberculeuse du cou-de-pied sont délicates à établir; et ici l'on se trouve en présence de cet inévitable dilemme: ou bien on opère trop tôt et on encourt le reproche d'être intervenu sans motif suffisant contre une lésion susceptible de guérir spontanément ; ou bien on attend pour agir que les altérations aient envahi os et articulations contigus à l'astragale, et la simple extirpation de l'astragale est insuffisante ; il est trop tard : on est obligé le plus souvent dans ces conditions d'arriver à une amputation, chez l'adulte du moins, l'expérience s'est prononcée sur ce point. Il résulte de cette simple considération que, pour être efficace, l'intervention doit être précoce.

« En terminant, dit M. le professeur Lannelongue dans « sa communication à la Société de chirurgie sur les ca- « ractères et la nature de l'arthrite dite fongueuse, qu'il « me soit permis de rappeler ce qu'est le mal à son ori- « gine : un foyer osseux presque toujours limité, mais « en même temps plein de virulence. Là, se trouve la « cause vraie de tous les désordres qui vont se produire. « Le foyer primitif, placé dans la profondeur des parties « dures, y rencontre une résistance qui fait qu'il se per- « pétue ; il est pendant ce temps un agent actif d'inocu- « lation, menaçant pour tout ce qui l'entoure et il trans- « met de proche en proche sa virulence à tous les tissus. « *Aussi doit-on désormais, me semble-t-il, élever à la* « *hauteur d'un principe cette conclusion dernière : inter-* « *vention prompte s'adressant à la fois aux foyers primi-* « *tifs et aux sources qu'ils ont pu engendrer.* »

Mais il nous paraît difficile de distinguer, comme indication de la résection de l'astragale, les cas dans lesquels la carie est la suite d'un accident traumatique d'avec ceux où elle semble d'origine dyscrasique, et cela dans le but de reconnaitre s'il existe une disposition favorable à la guérison ou bien au contraire une tendance plus marquée à la récidive. Dans toutes les observations publiées par Kocher, Dumont et Ollier, l'entorse est la cause la plus fréquente des arthrites fongueuses du cou-de-pied, mais les conditions des sujets étaient d'ordinaire très mauvaises, et cependant les résultats définitifs n'en ont pas été plus mauvais.

Toutefois, on doit beaucoup tenir compte de l'âge du malade : l'opération réussit toujours d'autant mieux que les sujets sont plus jeunes et l'affection osseuse moins étendue ; il faut, bien entendu, tenir compte aussi des antécédents héréditaires et des menaces de tuberculisation pulmonaire.

Manuel opératoire. — Nous n'entendons parler ici que des procédés réglés d'ablation totale de l'astragale, et nullement des évidements ayant pour but de détruire une plus ou moins grande partie de cet os.

En réalité, la direction des incisions et la manière d'opérer doivent varier suivant les conditions particulières à chaque cas. Par exemple, s'il y a des trajets fistuleux, les incisions devront les suivre plus ou moins directement. Mais nous nous trouvons ici en présence de deux groupes de procédés, ou si l'on veut, de chirurgiens. Les uns, estimant que l'astragale est rarement seul atteint, pratiquent des opérations très étendues, qui ne sont autre chose que des résections tibio-tarsiennes : tels sont les procédés de Hueter et de Busch ; tel est encore le procédé de Rupprecht et de Ried, qui commencent par réséquer la malléole externe; telle est aussi l'opération de

Holmes, qui consiste à ouvrir l'articulation tibio-tarsienne par une incision allant d'une malléole à l'autre en coupant tous les tissus, puis à dégager les côtés interne et externe de l'astragale, et enfin, après avoir séparé les surfaces astragalo-calcanéennes, à faire basculer avec un levier l'astragale qui ne tient plus qu'au scaphoïde.

Nous laissons volontairement de côté ces procédés, qui peuvent trouver une utile application dans certains cas excessifs d'ankylose tibio-tarsienne ou équinisme, mais qui ne sont point indispensables dans les cas ordinaires d'ostéite de l'astragale. C'est aux procédés économiques que l'on s'adresse habituellement, c'est-à-dire aux procédés qui ménagent et tendons et malléoles.

Deux procédés sont recommandés : *celui d'Ollier et celui de Vogt*, ce dernier ayant peut-être l'avantage : 1° d'ouvrir largement l'articulation tibio-tarsienne sans intéresser les organes importants qui l'entourent, et de rendre ainsi l'extraction de l'astragale moins laborieuse ; 2° de laisser voir toutes les parties du tarse qui pourraient être malades.

Procédé d'Ollier. — Ce procédé, déjà longuement décrit dans la première partie de notre travail, comporte, nous le savons, deux incisions : l'une externe, par laquelle la presque totalité de l'opération est faite, mais insuffisante cependant pour enlever l'astragale ; l'autre interne, en avant de la malléole interne, et destinée à diviser les ligaments internes de l'articulation. Par cette incision interne, on arrive sur la face interne de l'astragale, qu'on détache ensuite du ligament latéral interne, à l'aide d'un détache-tendon.

Procédé de Vogt. — Afin d'ouvrir largement l'ouverture tibio-tarsienne, en enlevant préalablement l'astragale, Vogt pratique, sans réséquer la malléole externe, une grande incision pré-tibio-tarsienne qui mesure environ 10 centimètres; cette incision, plus étendue et plus interne, est substituée à l'incision externe d'Ollier. De cette incision longitudinale antérieure, part une autre incision latérale horizontale aboutissant sur la malléole externe.

La marche de l'opération est la suivante (1): «l'incision cutanée antérieure, commençant au-dessus de la ligne articulaire tibio-tarsienne, sur le bord externe de l'extenseur commun, est menée longitudinalement sur l'articulation tibio-tarsienne et sur le dos du pied, jusqu'au niveau de l'articulation de Chopart. Le tissu cellulaire sous-cutané, les aponévroses et le ligament annulaire sont d'abord divisés; on sépare ensuite, à petits coups, les tendons du long extenseur des orteils, des tissus sous-jacents, et on tire fortement ces tendons en avant et en dedans; le pédieux est incisé et fortement récliné de côté avec la lèvre externe de la plaie; l'artère malléolaire externe est coupée entre deux ligatures, ainsi que les veines qui l'accompagnent.

« La capsule articulaire étant incisée longitudinalement dans toute l'étendue possible, on détache avec la rugine de chaque côté les insertions de la capsule et des liga-

(1) Robert. Arch. gén. de méd., avril 1884, p. 399.

ments, on dénude le col et la tête de l'astragale, on divise transversalement les ligaments astragalo-scaphoïdiens, de telle sorte qu'alors toute la partie antérieure de l'astragale est dégagée ; on fait ensuite sur le milieu de l'incision longitudinale antérieure, qui chez l'adulte a environ 10 centimètres, une incision latérale transversale se terminant sous la pointe de la malléole externe, et on divise couche par couche les parties molles jusqu'à l'astragale, sans toucher aux tendons péroniers.

« Le pied dans la supination forcée, on sectionne les ligaments péronéo-calcanéens au ras de la malléole, et on coupe avec un court bistouri pointu l'appareil ligamenteux du sinus du tarse, en terminant même cette section, si c'est nécessaire, avec un ciseau étroit.

« A l'aide d'un davier à résection saisissant le col de l'astragale, ou à l'aide d'un élévatoire introduit au-dessous de l'os, le pied étant dans la supination, l'astragale est fortement porté dans la rotation en dehors, et on réalise ainsi le mécanisme de la luxation. On introduit un ciseau étroit entre la malléole interne et l'astragale : une nouvelle traction, effectuée avec pression, porte si fortement l'astragale en dehors que les derniers liens avec le calcanéum, au niveau de l'articulation astragalo-calcanéenne postérieure, peuvent être facilement divisés. Ici, encore, le ciseau facilite beaucoup la séparation des dernières attaches.

« Après l'ablation de l'astragale, toute la cavité articulaire se trouve sous les yeux ; on draine, on suture, et la face supérieure du calcanéum s'adapte si exactement dans la mortaise malléolaire qu'il ne reste aucun vide. »

RÉSULTATS.

1° *Statistique de Robert.* — Nous notons sur 19 observations (en y comprenant les 4 résections de l'astragale pratiquées par Dumont depuis 1881) :

16 guérisons.
1 résultat douteux.
1 récidive ayant nécessité l'amputation.
1 décès (par pyohémie, Billroth ; l'extirpation remonte à 1861).

Chez les opérés guéris, le résultat fonctionnel a été le plus souvent très favorable. « Ils ont pu marcher mal-« gré l'ankylose plus ou moins complète du cou-de-pied, « et le raccourcissement à vrai dire insignifiant. »

2° *Statistique d'Ollier.*— Les résultats concordent avec les précédents. Sur 16 ablations de l'astragale pour ostéo-arthrites du pied, nous constatons :

15 guérisons.
1 mort par pourriture d'hôpital.

Au point de vue fonctionnel, les malades marchent bien, et le raccourcissement est beaucoup moindre qu'on ne le pense, grâce à l'interposition de tissu fibreux entre les surfaces osseuses.

En résumé : L'ablation de l'astragale est indiquée dans les cas d'ostéo-arthrites tuberculeuses. Cette ablation, qui facilite l'exploration des surfaces articulaires et permet d'enlever sûrement les parties malades, n'occasionne aucun délabrement grave, n'entraîne qu'une très faible mortalité et donne des guérisons durables et des résultats fonctionnels souvent très bons. Elle est d'ailleurs d'autant mieux indiquée que les divers moyens employés contre ces ostéo-arthrites (injections modificatrices, ignipuncture) sont impuissants et inefficaces, et que quelques-uns, comme l'évidement, le grattage et la cautérisation profonde, n'atteignent pas sûrement toute l'étendue du mal, et provoquent parfois une aggravation telle qu'il devient nécessaire de recourir à l'amputation, que l'on évitera le plus souvent en extirpant de bonne heure l'astragale.

Bien entendu, cette opération devra être pratiquée sur des sujets jeunes, et devra être abandonnée lorsque le sujet sera affecté de tuberculisation pulmonaire et que les lésions seront trop étendues ; dans ce dernier cas, il faut recourir immédiatement à l'amputation.

De plus, pour bien examiner les surfaces suspectes que l'on découvrira pendant l'opération, et pour se mettre à l'abri de tout accident, il est nécessaire d'employer la bande d'Esmarch. Il va sans dire que, pour assurer le succès, il faudra prendre les précautions antiseptiques les plus rigoureuses, drainer soigneusement la plaie pour éviter l'infiltration du pus, et enfin immobiliser le pied dans une bonne position.

II. — Tarsotomie ou Tarsectomie antérieure totale.

A côté des ablations isolées du tarse et en particulier du cuboïde, du scaphoïde ou de l'astragale, qui sont assez fréquemment atteints par l'ostéite, ablations justiciables de l'évidement, c'est-à-dire d'une opération non réglée, *atypique*, selon l'expression de M. Ollier, il convient de placer la *tarsectomie antérieure totale*.

Cette opération, préconisée par M. Ollier dans certains cas d'ostéo-arthrites du pied, alors qu'il est bon de faire appel à la chirurgie conservatrice, consiste dans l'ablation de cinq os du tarse : le scaphoïde, le cuboïde et les trois cunéiformes.

Dans le tarse, en effet, la complication vient de la multiplicité des os et des articulations ; on n'est jamais sûr, quand un os est atteint, que celui d'à côté n'est pas altéré. Le point de départ de la lésion est, le plus souvent, un cunéiforme. Que l'on applique un appareil inamovible ou un bandage compressif, les lésions se développeront et l'amputation deviendra bientôt nécessaire ; tandis que, en enlevant dès le début les os malades, on peut prévenir facilement l'extension des lésions progressives. C'est dans ces cas que M. Ollier recommande la tarsectomie antérieure, opération délicate il est vrai, mais qui peut cependant être faite sans danger depuis l'introduction de l'antiseptie dans les opérations chirurgicales.

Manuel opératoire(1). — « La tarsectomie totale se fait « par quatre incisions : l'une antéro-inférieure, remontant « vers le tubercule du scaphoïde en ménageant le ten- « don du jambier antérieur, l'externe se faisant au niveau

(1) Ollier. Rev. de chir. Compte rendu du Cong. de chir., n° du 10 mai 1885, p. 355.

« du bord externe du cuboïde; les deux autres étant an-
« térieures, l'une, passant au niveau du bord externe du
« premier cunéiforme ; l'autre, au niveau de l'articula-
« tion du troisième cunéiforme avec le cuboïde. Pour
« énucléer tous les os, on se sert de la rugine, lentement
« et soigneusement, afin de conserver toutes les inser-
« tions ligamenteuses. Habituellement, je commence par
« le premier cunéiforme et le scaphoïde. Si cependant le
« cuboïde, plus malade, me paraissait devoir être plus
« facilement enlevé, c'est par lui que je commencerais.
« On doit faire bien attention, dans les incisions anté-
« rieures, à l'artère pédieuse, mais on l'évite sans diffi-
« culté. Quand les cinq os sont enlevés, il reste, à la
« place du tarse antérieur, une cavité assez large dont
« les surfaces sont parallèles et peuvent se rapprocher
« en constituant un pied de forme satisfaisante. On ne
« cherche pas la réunion immédiate, mais on place des
« tubes abondamment et l'on doit attendre pour que la
« guérison soit complète au moins deux à trois mois. »

Indications. — Une des meilleures indications de la nécessité d'intervenir est, d'après M. Ollier, outre l'existence des fistules, la présence d'un bourrelet œdémateux sub-inflammatoire, bourrelet demi-circulaire au niveau du tarse allant d'un bord à l'autre du pied. D'ailleurs, la tarsectomie antérieure est surtout indiquée dans les ostéo-arthrites des adolescents de 15 à 25 ans : l'opération est alors excellente, et peut arrêter dès le début des ostéo-arthrites qui auraient réclamé quelques mois plus tard l'amputation.

La principale contre-indication est la nature tuberculeuse des lésions osseuses du tarse ; c'est pourquoi M. Ollier ne pratique guère cette opération chez les adultes. Du reste, quand la tuberculose est progressive, il n'y a pas de doute : il faut enlever le pied en totalité.

Résultats. — M. Ollier a pratiqué 7 fois cette opération, et il n'a eu qu'à s'en louer au point de vue des résultats orthopédiques obtenus. Il cite, entre autres exemples, celui d'un jeune cultivateur qui put, après avoir subi cette opération, à l'âge de 17 ans, reprendre ses travaux habituels ; opéré au mois de février 1882, il ne porte plus d'appareil depuis le mois de décembre 1883, et la forme de son pied est assez bien conservée. D'une manière générale toutefois, après l'ablation du tarse antérieur, la forme du pied n'est pas aussi bien conservée ; il se produit une déformation caractéristique qui consiste en une voûte en sens inverse de celle qui existe normalement, c'est-à-dire que la plante devient convexe. Pour prévenir cet inconvénient de peu d'importance qui tient, d'après M. Ollier, à l'action du triceps tirant le calcanéum en haut par la partie postérieure et faisant basculer en bas la portion antérieure, en même temps que les extenseurs, en agissant de la même façon sur l'avant-pied, coopèrent au même résultat, il suffit de relâcher le triceps et de tenir fléchis les orteils.

Quant *aux résultats fonctionnels*, ils sont très satisfaisants ; dans la suite, du tissu fibreux s'interpose entre les os conservés et donne au pied une solidité apparente. Ce qui prouve bien la solidité acquise par les articulations nouvelles, c'est qu'on peut faire soulever les malades sur la pointe des pieds.

Ainsi donc, la tarsectomie antérieure totale est une opération qui peut rendre de grands services, puisqu'elle permet de pouvoir conserver des pieds que l'on amputait jusqu'ici. On ne peut plus redouter aujourd'hui les suites immédiates de l'opération, et on ne doit se préoccuper que de ses résultats définitifs, qui sont excellents.

EN DÉFINITIVE, ET POUR NOUS RÉSUMER, l'ablation des os du tarse pour carie ou ostéo-arthrite a passé par les phases successives suivantes : rarement pratiquée par les chirurgiens anciens, elle a été aussi tenue en défiance jusqu'à notre époque, et sa faveur actuelle, encore bien loin d'être généralisée, est due à l'innocuité habituelle des opérations sur les os et aussi aux moyens plus efficaces de pansement. Nous ne doutons pas que, en présence des beaux résultats qu'elle donne, cette opération soit bientôt admise par tous les chirurgiens et qu'elle fasse partie de leur pratique journalière.

TROISIÈME PARTIE

DE LA TARSOTOMIE APPLIQUÉE AUX CAS DE LUXATIONS DE L'ASTRAGALE

L'extirpation totale ou partielle de l'astragale luxée, avec ou sans fracture, est loin d'être une opération récente.

Duverney (*Traité des maladies des os*) enleva cet os en partie dans un cas de luxation ; Aubray (*Anc. Journal de méd.*, t. XXXIV), Rumsey (cité dans Astley Cooper, *Dislocat. and fractures*), Charley, Trye, etc., pratiquèrent la même opération avec des résultats variables. Mais, d'une manière générale, les malades purent marcher d'une façon satisfaisante.

Déjà même au XVIe siècle, Fabrice de Hilden, et, plus près de nous, au XVIIIe siècle et au commencement du XIXe, Vonder Broilie, Ferrand, Desault, Percy, Dupuytren, Roux, Larrey, West, A. Cooper, etc., etc., firent la tarsotomie astragalienne dans des cas de luxation. La plupart des chirurgiens qui tentèrent cette opération obtinrent des succès.

Nous devons citer encore les cas rapportés par Follot *Arch. gén. de médecine*, t. XVIII), par Dupuytren (*Jour-*

nal de médecine, 1812), par de Guinières, Dassit, Stevens, etc. Cloquet, Weber, Normand, Green, firent aussi l'extraction de l'astragale toujours dans des cas de luxations.

Velpeau (*Médecine opératoire*, 1839) consacre à cette opération tout un chapitre, où il avance que, « comme « après la blessure l'état des parties n'est presque ja- « mais le même chez deux sujets différents, il est impos- « sible de soumettre à des règles fixes le procédé à « suivre. On débride tantôt dans un sens, tantôt dans « un autre, selon que les circonstances l'exigent, en « ayant la précaution toutefois de ne diviser les tendons « qu'autant que la chose est indispensable, et d'opérer « avant que la réaction ait eu le temps de se manifester, « à une époque aussi rapprochée que possible du mo- « ment de l'accident. »

Nous lisons dans l'ouvrage de MM. Hamilton et Poinsot (1) : « L'extraction immédiate de l'astragale n'a, dans « les luxations en arrière, été pratiquée que deux fois « par Hulme de Dunedin et par Turner. Encore s'agis- « sait-il, dans ce dernier fait, d'une luxation avec plaie. « Le résultat de l'opération fut suffisamment satisfai- « sant dans les deux cas. Relativement heureuse dans « les luxations en arrière, l'expectation n'a, par con- « tre, donné que des résultats deplorables dans les autres « déplacements de l'astragale. Sur 17 faits, je compte « 2 succès seulement, et, sur les 15 insuccès, il y eut « 1 mort par gangrène. »

(1) Trait. prat. des fractures et des luxations, p. 1187.

Ces deux chirurgiens se montrent partisans de la tarsotomie, lorsque les tentatives de réduction ont échoué.

Il est vrai qu'on a pu voir des résultats heureux, en laissant à la nature le soin de guérir le malade. Tel est le cas de Dupuytren où, dans une luxation complète en dehors de l'astragale, il survint une eschare superficielle qui ne communiquait pas avec l'articulation. Deux mois après l'accident, le malade pouvait très bien se servir de son membre (1).

Mais ce sont là des cas heureux avec lesquels il ne faut pas compter, et il vaudra mieux, lorsque la réduction sera impossible par tout autre moyen, pratiquer la tarsotomie astragalienne avec toutes les précautions antiseptiques, plutôt que de laisser le malade exposé à des complications mortelles, ou tout au moins à une impotence fonctionnelle des plus gênante.

Plusieurs fois on a extirpé l'astragale tardivement, c'est-à-dire un nombre de jours plus ou moins considérable après l'accident, et lorsque la peau s'étant sphacélée, l'os devenait libre. Tel est le fait de Smith (de Leeds), qui fut assez rapidement mortel. Il est vrai que ce chirurgien compte trois succès sur trois autres opérations. Les cas de Busk, Cruveilhier, Lallemand, Lœwer, Shillitoë, furent favorables (2).

Un grand nombre de chirurgiens, reconnaissant les

(1) Dubreuil. Des indications que présentent les luxations de l'astragale. Paris, 1864.

(2) Poinsot. De l'intervention chirurgicale dans les luxations compliquées du cou-de-pied. Paris, 1877.

dangers de l'expectation, et voyant, d'un autre côté, que si le malade ne succombait pas, on était obligé ultérieurement à extraire l'astragale, sous peine de laisser le patient infirme, n'ont pas hésité à pratiquer la tarsotomie astragalienne immédiatement après l'accident.

M. Poinsot eut l'occasion de pratiquer une fois l'extirpation de l'astragale pour une fracture avec déplacement, mais sans plaie extérieure. Il plaça le membre dans une gouttière de Bonnet, enveloppé de nombreuses couches de ouate et fixé par un bandage roulé. Malheureusement, l'indocilité de la malade, résultant de son état mental, empêcha l'immobilisation du membre d'être jamais complète. Elle défaisait le pansement et cherchait à se débarrasser de sa gouttière, si bien qu'il se déclara une inflammation phlegmoneuse du pied et de la jambe qui l'obligèrent bientôt à sacrifier le membre. La malade mourut deux jours après l'opération (1).

Dans le *Bulletin de la Société de chirurgie*, du 12 mai 1869, nous lisons l'observation d'un alcoolique opéré par Demarquay. Le malade mourut d'infection purulente.

6 cas d'extirpation immédiate, appartenant 2 au Dr Canton, 1 à Hulme, 1 à Hancock (2), 1 à Da Silva (3) et 1 dernier à Kuster (4), furent suivis de succès.

D'après Hamilton et Poinsot, l'extirpation immédiate

(1) Hamilton et Poinsot. P. 657.

(2) Hancock. Anatomy and surgery of the human foot. London, 1873.

(3) O Correio medico de Lisboa, 1875.

(4) Berl. Klin. Wochenschr., 1877.

de l'astragale compte, sur 9 faits, 6 succès, 1 mort et 2 amputations suivies de mort ; la proportion des insuccès est donc de 33 pour 100. « A ce point de vue, disent « ces auteurs, l'extirpation immédiate semble inférieure « à l'extirpation consécutive qui, dans nos faits, n'a « que 1 mort sur 9 faits, soit une proportion de 11 pour « 100, et qui dans les statistiques réunies de Broca et « Dubreuil fournit encore 1 mort seulement sur 32 faits. « Mais l'autorité de ces chiffres est singulièrement « amoindrie par cette réflexion que, comme toutes les « opérations secondaires, l'extraction consécutive doit « prendre la responsabilité de morts arrivées avant que « le moment d'intervenir fût venu, et que l'on ignore « combien de blessés ont succombé sans avoir eu le « temps d'attendre l'opération. La grande objection « faite à l'extraction immédiate est de mettre à nu un « foyer traumatique récent ; mais, avec les méthodes « actuelles de pansement, l'ouverture de l'articulation « ne saurait inspirer au chirurgien de réelles inquié- « tudes, tandis qu'il se trouvera absolument désarmé « contre les accidents inflammatoires que doit nécessai- « rement entraîner la présence, au-dessous des parties « molles du cou-de-pied, d'un os luxé et, le plus souvent, « fracturé. »

C'est surtout dans les luxations avec complication de plaie que l'extirpation immédiate semble rencontrer son indication la plus urgente.

Les faits de Gillespie (*Amer. Journ. med. Sc.*, 1833), de Wistar (cité dans Norris, *Amer. Journ. med. Sc.*, 1837), de A. Stevens (North, *Amer. med. and surg. Journ.*,

1827), de Smith, de Leeds (Hancock : *on anatomy and surgery of human foos,* London, 1873), de Mac Cormac (Dublin, *Quaterly Journal of medical Science,* 1871), paraissent donner raison à ce précepte. Il en est de même du cas de Stephenson, de Blackburn (*The lancet,* 1882).

D'après MM. Hamilton et Poinsot, en ajoutant aux statistiques de Broca (49 cas) et de Dubreuil (4 cas), tous les cas connus, on arrive à un total de 58 faits donnant 42 guérisons, 14 morts et 2 amputations consécutives terminées fatalement, soit 16 morts en tout, ou bien, en comparant les succès aux insuccès, une mortalité de 28 p. 100.

Nous croyons rationnel d'avancer qu'en présence d'une luxation exposée ou non, la première indication à remplir est de réduire par la traction. « Dans le cas où la « réduction, disent Hamilton et Poinsot, rencontre des « difficultés, comme l'obstacle provient souvent de la « contraction des muscles qui, dans la luxation totale, « effacent la cavité articulaire en rapprochant le tibia du « calcanéum, le chirurgien peut trouver un puissant se- « cours dans l'emploi du chloroforme, et dans la section « du tendon d'Achille ou de tout autre tendon qui paraî- « tra s'opposer au replacement des os. Ces tentatives « de réduction doivent, toutefois, être conduites avec mo- « dération, car il n'est pas absolument rare de voir des « accidents phlegmoneux graves se déclarer à la suite « d'efforts imprudents. Il est aisé de comprendre que « l'existence d'une plaie oblige le chirurgien à plus de « prudence. »

D'ailleurs, cette manière de procéder d'Hamilton et

Poinsot est aussi celle de Crosse, Bryant, Moore, Cock (cité par Dubreuil), Burk, Cheevers, Pichorel (du Havre), Chaussier, Despaulx, Solly et Schaw.

Mais si la réduction échoue, que doit faire le chirurgien ? Tous les auteurs sont d'accord aujourd'hui pour reconnaître qu'il est nécessaire de recourir à l'extirpation immédiate, lorsqu'il existe une plaie. Cet accord est loin d'exister, lorsqu'il s'agit d'une luxation simple, avec intégrité des téguments : nous dirons même que la plupart des chirurgiens penchent encore pour l'expectation au début, c'est-à-dire pour l'extraction consécutive. « Cette pratique absolument justifiée pour les luxations « en arrière, nous paraît condamnable dans les autres va- « riétés de déplacement de l'astragale. Pour nous, si l'on « a affaire à une luxation totale dans laquelle le sphacèle « des téguments est imminent, si surtout l'os est frac- « turé, comme alors, par suite de son isolement, sa né- « crose est inévitable, et qu'une inflammation articulaire « grave est à craindre, la conduite la plus sage est d'in- « ciser les téguments au point où l'os fait saillie, et d'en « pratiquer immédiatement l'extraction. Le chirurgien « ne doit jamais remettre cette opération quand il la juge « inévitable. » (Poinsot.)

Nous nous rangeons absolument à cette opinion, et nous pensons que, s'il y a menace de sphacèle et de phlegmasies graves, il ne faut pas hésiter à pratiquer l'extirpation immédiate de l'astragale. Comme le dit si bien M. Poinsot, *l'extraction consécutive peut être une ressource; elle ne doit jamais être un but.*

Quant *au manuel opératoire*, il varie suivant les cas.

Nous nous contenterons de poser les principes suivants : il faut débrider largement les tissus dans tous les sens, de façon à dégager l'astragale le mieux possible.

Beaucoup de chirurgiens ont même conseillé de ne pas hésiter à sectionner les tendons qui reposent sur l'os que l'on va enlever, si le besoin s'en fait sentir. En effet, ces tendons ont ordinairement subi une telle contusion dans les cas de luxations astragaliennes, ils ont été tellement distendus et quelquefois même déchirés, qu'ils sont à peu près fatalement destinés à une nécrose prochaine. « Même « on peut dire que plus les débridements sont étendus, « moins il y a de dangers d'inflammation, et plus le ma- « lade a de chances de sauver à la fois, et sa vie et son « membre. » (Hamilton et Poinsot.)

Il n'est pas besoin d'ajouter que, lorsqu'on aura recours à l'extirpation et que l'astragale est fracturé, ce qui est le cas le plus ordinaire, il faudra avoir soin d'enlever bien exactement tous les fragments osseux séparés, toutes les esquilles qui se nécroseraient rapidement sans cela, et seraient l'origine d'accidents divers. Bien entendu, on emploiera pour les pansements la méthode antiseptique le plus rigoureusement possible.

OBSERVATIONS.

Observation I.

Pied bot équin pathologique ; ablation par évidement de l'astragale.

T... (Caroline), âgée de 10 ans, entrée dans le service de M. le professeur Verneuil, à l'hôpital de la Pitié, le 13 décembre 1884.

Cette enfant, d'un aspect un peu malingre, est malade depuis l'âge de quatre ans. A ce moment, elle commença à boiter et à souffrir un peu dans le pied droit ; pendant un an et demi environ, les choses restèrent en l'état sans qu'on y fît trop attention. Néanmoins, l'affection devenant plus inquiétante, les parents consultèrent à l'Hôtel-Dieu un chirurgien (M. Monod, dit l'enfant). La petite fille entra dans cet hôpital ; des appareils furent appliqués. M. Monod fit une première opération, un évidement, puis une seconde à peu de temps d'intervalle. Ce premier traitement dura en tout un an.

L'enfant rentre chez ses parents, y reste trois semaines ; mais comme les plaies opératoires ne s'étaient pas comblées et étaient fistuleuses, elle fut reçue à l'hôpital Sainte-Eugénie. Elle resta un an dans cet hôpital où l'on fit un traitement d'expectation : pansements et appareils.

Elle fut alors adressée à Forges-les-Bains, toujours portant sa fistule dans la région du cou-de-pied, donnant issue à une petite quantité de pus.

A son retour, on ne constatait qu'une très minime amélioration. L'enfant reste de nouveau chez elle pendant un an ; enfin, le 13 décembre 1884, elle entrait dans le service de M. le professeur Verneuil, à la Pitié.

A son entrée, on trouvait deux fistules siégeant à la face externe du tarse, puis une cicatrice au niveau du bord externe du tendon d'Achille (trace de l'opération faite antérieurement). L'articulation tibio-tarsienne était ankylosée; la région de l'astragale et du calcanéum est douloureuse ; les fistules conduisent sur des parties osseuses dénudées, friables par places et dures dans d'autres. L'os malade paraît surtout être l'astragale. Il y a peu de fongosités.

Le 6 février 1885, M. le professeur Verneuil fit un évidement et éclatement de l'astragale (à l'aide de la gouge), et passa un drain traversant cet os de dehors en dedans. Pansement à l'iodoforme. Une petite hémorrhagie suivit cette intervention.

26 février. On note que le pied est en équinisme marqué.

12 mai. Suppuration peu abondante ; équinisme de plus en plus prononcé.

Dans le courant du mois de juin 1885, M. le professeur Lannelongue voit l'enfant avec M. Verneuil, et décide qu'il y a lieu de pratiquer une tarsotomie pour remédier à cet équinisme.

3 juillet. L'opération est faite par M. le professeur Lannelongue et conduite de la manière suivante :

Une incision allant jusqu'aux os part du cou-de-pied, au niveau et un peu au-dessus de l'interligne tibio-péronier, se dirigeant un peu en dedans de la tête du cinquième métatarsien ; elle mesure environ 8 centimètres. C'est, en somme, l'incision primitive d'Ollier pour l'ablation de l'astragale, reportée un peu en dedans toutefois. Le corps de l'astragale apparaît ainsi que le creux calcanéo-astragalien. L'astragale est attaqué avec l'ostéotome de Mac Ewen, immédiatement en arrière du col. L'os est dur à sa périphérie, comme éburné; puis, la coque sectionnée, la partie centrale est au contraire friable et présente en plusieurs points l'aspect de la carie molle ; on y trouve une vaste couche de fongosités qui témoignent par leur présence de la nature de l'affection, et par leur abondance de la tendance à subir, comme dans tous les cas semblables, des retours offensifs. Aussi, toute cette partie centrale doit être enlevée à l'aide de la gouge. Tout le corps de l'astragale est ainsi enlevé, à l'exception de sa partie articulée et soudée avec le tibia.

Il est alors possible de redresser le pied à angle droit. L'opération avait d'ailleurs été précédée de la section sous-cutanée du tendon d'Achille.

Pansement antiseptique ouvert. Appareil plâtré.

A part une hémorrhagie, pas très importante, qui se montra comme après la première intervention, les suites ont été des plus simples. La température a atteint, le soir de l'opération, 39°,1, puis elle s'est abaissée presque immédiatement au chiffre normal.

A la fin du mois de juillet, l'enfant est déjà en très bonne voie ; la suppuration est presque nulle ; la plaie est bourgeonnante ; son état général est de plus excellent. Enfin le pied est facilement maintenu en bonne position par son appareil plâtré.

27 octobre. L'enfant est toujours dans le service de M. Verneuil ; le pied demeure en bonne position, mais il reste encore une fistule au niveau de la plaie, fistule qui donne issue à une très minime quantité de pus, et qui semble approcher de la guérison.

18 novembre. Grâce à l'obligeance de M. le Dr Verchère, chef de clinique, nous constatons que, depuis cinq jours, il y a une attelle coudée, fixée par des fils de fer, qui maintient le pied dans une bonne position à angle droit. La cicatrisation n'est pas tout-à-fait complète ; il persiste toujours un tout petit trajet fistuleux, mais sans fongosités. Cette fistule, qui donne issue à une quantité de plus en plus minime de pus non tuberculeux, est due très probablement à la présence d'un petit séquestre qu'il faudra aller rechercher.

Est-il besoin de dire qu'il s'agissait dans ce cas d'une ostéite tuberculeuse de l'astragale, et peut-être du calcanéum, ayant retenti sur l'articulation tibio-tarsienne, ayant persisté dans l'astragale. Cette enfant présentait d'ailleurs des antécédents tuberculeux dans sa famille.

Obs. II.

Tarsotomie pour ankylose osseuse du cou-de-pied.

Berthe M..., fillette âgée de 8 ans, est atteinte d'ostéomyélite aiguë de l'extrémité inférieure du péroné gauche, avec abcès sous-périostique. Plus tard, arthrite suppurée tibio-tarsienne; l'arthrite se montra immédiatement après l'ouverture qui eut lieu spontanément de l'abcès sous-périostique. La suppuration dura quatre à cinq mois environ; les trajets fistuleux se fermèrent plusieurs fois ; il y eut élimination de plusieurs esquilles provenant du péroné. L'enfant fut soignée à la campagne, et eut, en même temps, deux autres atteintes d'ostéomyélite du radius gauche (extrémité inférieure), de l'humérus droit (extrémité supérieure). L'enfant fut atteinte au mois de mars 1883 et vint à Paris en mai 1884.

A cette époque, M. le professeur Lannelongue constata que l'enfant était complètement guérie de son affection ; mais la marche était presque impossible à cause de l'attitude du pied gauche. Le pied était en équin direct : la jointure tibio-tarsienne était entièrement immobile, dans une flexion telle que le pied ne faisait plus, avec la jambe, qu'un angle extrêmement obtus ; le talon était remonté très haut. Les autres articulations, la médio-tarsienne en particulier, étaient intactes.

Les muscles de la jambe étaient très atrophiés, le péroné très hyperostosé à sa partie inférieure jusqu'au tiers moyen. Il existait en dehors, au-dessus de l'épiphyse et en avant sur le cou-de-pied, des cicatrices de trajet fistuleux adhérentes.

L'état général de l'enfant était satisfaisant avant son ostéomyélite infectieuse, elle n'avait eu aucune manifestation strumeuse ; et, sauf la rougeole, son enfance s'était bien passée.

La tarsotomie fut décidée et pratiqué le 20 mai par M. le professeur Lannelongue. Chloroforme, bande d'Esmarch.

Incision de 7 à 8 centimètres de long partant du cou-de-pied au-dessus de l'interligne articulaire, un peu en dedans de l'articulation tibio-péronière et se dirigeant vers l'extrémité interne et postérieure du cinquième métatarsien.

Section des parties molles ; les tendons sont déjetés en dedans; on arrive sur le corps de l'astragale luxé en partie et ankylosé avec le tibia, sans qu'on puisse reconnaître exactement la ligne de soudure. Cet os est attaqué d'avant en arrière immédiatement au-dessus du col avec le ciseau et le maillet; puis on procède de la même manière sur la ligne de soudure. L'astragale est sclérosé et très dense en certains points; on arrive ainsi à détacher par copeaux successifs un large coin qui comprend tout le corps de l'astragale et une petite tranche de l'épiphyse du tibia. On crée ainsi un espace vide, et il devient facile alors de replacer le pied à angle droit. La soudure de l'astragale avec la malléole était moins intime qu'avec la face inférieure du tibia.

Appareil plâtré. Drainage antéro-postérieur du cou-de-pied. Lavages antiseptiques.

Suites de l'opération. — Aucun incident ne se produisit. Deux mois après l'opération, la cicatrisation était définitive.

Résultat quatre mois après. — Il existe une ankylose nouvelle à angle droit; le pied est notablement raccourci. L'enfant marche sans béquilles depuis trois semaines. La marche est encore un peu hésitante, mais elle n'est nullement douloureuse, et la fillette commence à prendre part aux jeux avec ses camarades.

N. B. — Les deux observations précédentes que nous devons à l'obligeance de M. le professeur Lannelongue ne sont pas les seules opérations de tarsotomie pratiquées par notre cher maître. Les deux cas que nous publions sont de date toute récente, mais M. Lannelongue emploie depuis plusieurs années déjà la tarsotomie contre l'arthrite fongueuse du pied. « Dans maintes circonstances, dit-il dans un mémoire à la Société de

« chirurgie (1), j'ai été conduit à enlever à la fois l'as- « tragale et une partie du calcanéum en faisant en même « temps l'évidement et le curage du tibia ; c'était encore « un, deux ou plusieurs os du milieu du pied ou de la « main; ces opérations n'ont pas été suivies d'acci- « dents.... Il n'est pas inutile de dire que ces tentatives « sont beaucoup moins considérables chez les jeunes « sujets que chez l'adulte. »

Parmi ces nombreux faits, M. Lannelongue nous a plus spécialement parlé d'un cas d'arthrite fongueuse du cou-de-pied chez un jeune enfant auquel il a fait l'extraction de l'astragale et d'une partie du calcanéum ; la guérison a été longue, il est vrai, mais il n'y a eu aucun accident pendant la cicatrisation de la plaie et le résultat fonctionnel a été excellent.

Obs. III (personnelle). — Recueillie à l'hôpital Beaujon, dans le service de M. Labbé, grâce à l'obligeance de M. P. Hamonic, interne du service.

Le nommé C. D..., âgé de 38 ans, charpentier, entre le 2 février 1883, à l'hôpital Beaujon, 2e pavillon, n° 28.

Ce malade n'a pas connu son père ; sa mère, nous dit-il, est morte de la poitrine; un de ses frères a des hémoptysies fréquentes. Lui-même dans son enfance a eu pendant longtemps de la gourme ainsi que de l'otorrhée et un peu de cilio-blépharite qui a persisté pendant un an environ; pas d'abcès au cou.

Fièvre typhoïde à l'âge de 12 ans; rougeole à 14 ans. A la

(1) Etude sur les caractères et la nature de l'arthrite dite fongueuse. Tuberculose osseuse et articulaire. Bull. de la Soc. de chir., 1882.

suite de cette rougeole le malade a toussé pendant plus de six mois. Peu à peu il est revenu à la santé, et depuis cette époque il se porte bien.

Il y a deux ans il a eu une entorse du pied gauche. Il est probable que l'articulation tibio-tarsienne et l'articulation médio-tarsienne avaient l'une et l'autre été lésées. Le pied enfla beaucoup ; on mit des compresses d'eau blanche, et pendant vingt jours le malade dut garder le lit.

La convalescence fut pénible : il pouvait à peine se porter sur le pied gauche qui restait douloureux. Au bout d'un an il souffrait encore du même pied.

Sans cause appréciable, il y a huit mois, le pied se tuméfia fortement : le malade eut de la fièvre ; la douleur devint extrêmement vive et le malade fut obligé d'entrer à l'hôpital Saint-Antoine, où il séjourna trois semaines environ. Là, on ouvrit un assez vaste abcès siégeant sur la face dorsale du pied. Une fois vidé, l'abcès se ferma peu à peu, mais il persista un petit trajet fistuleux. Le malade fut obligé de quitter l'hôpital pour reprendre son travail.

Au mois de janvier 1883, le malade fit un faux-pas et tomba. Le pied gonfla de nouveau, devint douloureux, et la suppuration augmenta dans de notables proportions. Le malade entre à l'hôpital Beaujon au mois de février.

État actuel. — Le malade est pâle, amaigri : il tousse et crache assez abondamment ; on constate un peu de submatité au sommet droit qui présente de l'expiration prolongée et quelques craquements secs.

Rien au cœur.

Le pied est gonflé, rouge au niveau de son bord externe et de sa face dorsale. On voit en ce point un trajet fistuleux, d'où sort un liquide séreux, grumeleux. Le stylet arrive sur un os carié dans lequel il pénètre facilement, en donnant lieu à un faible écoulement de sang. En arrière du trajet fistuleux, on constate la présence d'un petit abcès cutané, prêt à s'ouvrir. On l'incise, et l'on voit qu'il n'a pas de communication avec les os. Il ne tarde pas à se recouvrir de bourgeons charnus exubérants. Par la pression localisée, on détermine une douleur extrêmement vive au niveau du cuboïde. Cette douleur semble s'irradier du côté du scaphoïde. En dehors de ces deux os, les autres os tarsiens ne sont pas douloureux.

Un peu d'œdème de la partie inférieure de la jambe.

Mouvement fébrile tous les soirs.

M. Labbé décide de pratiquer une tarsotomie partielle, et d'extraire le cuboïde qui paraît être le seul os malade.

L'opération est faite le 15 février 1883 ; incision dirigée d'arrière en avant sur la face dorsale du pied, et longeant son bord externe. On écarte les tendons, et on arrive sur le cuboïde qui est profondément altéré. On l'enlève facilement à l'aide de la curette de Volkmann. Mais on constate alors que les cunéiformes, le scaphoïde sont altérés, et, à l'aide d'une curette plus longue on extrait la presque totalité de ces os. Le doigt introduit dans la plaie pénètre dans une très vaste cavité osseuse.

M. Labbé, explorant l'astragale, le trouve dépoli et rugueux en plusieurs points. Prolongeant en arrière l'incision, et à l'aide de débridements multiples, il parvient à mettre à découvert la partie supérieure de la tête astragalienne qu'il isole et abat à l'aide de la cisaille de Liston ; il détruit encore une partie du corps du même os à l'aide de la curette.

Le tarse était presque complètement détruit, et la cavité osseuse paraissait considérable.

Lavage à l'aide de la solution forte (5 p. 100) d'acide phénique. Insufflation, dans la cavité, de poudre d'iodoforme et pansement de Lister.

Le 19, on enlève le pansement. Le malade n'a presque pas eu de fièvre. État local excellent. On fait le pansement de nouveau et on immobilise le pied à l'aide d'une attelle plâtrée.

Qu'il nous suffise d'ajouter, pour abréger cette trop longue observation, qu'au bout de trois mois environ après l'opération, le malade pouvait quitter l'hôpital avec un pied qui lui permettait de marcher et dont il ne souffrait plus.

Le pied était tassé sur lui-même, il est vrai, et le malade boitait légèrement; mais, en somme, il pouvait se servir de son pied bien mieux qu'il ne l'eût fait d'un appareil prothétique, s'il avait été amputé.

Pendant sa convalescence il eut une poussée de congestion pulmonaire de nature phymatoïde. Mais des ventouses sèches fréquemment répétées calmèrent cet accident, et, à sa sortie de l'hôpital, le malade ne toussait pas et son état général était vraiment excellent.

Obs. IV. — Publiée par M. Robert, du Val-de-Grâce, dans les *Archives générales de médecine*, mai 1884, p. 577. (Résumé.)

L...., caporal au 1er régiment d'infanterie, âgé de 24 ans, fait un faux pas en septembre 1880. Malgré le gonflement du pied et la gêne qui en résulte, il suit son régiment; il néglige son entorse et n'entre à l'hôpital que fin octobre, ayant continué de marcher jusqu'à ce moment. Des appareils inamovibles, des pointes de feu réitérées, une saison de Bourbonne au mois de septembre 1881, améliorent un instant l'affection, mais les douleurs et le gonflement reparaissent, le membre s'atrophie et la réforme est prononcée en octobre 1881. Il entre alors au Val-de-Grâce, où l'immobilisation et le feu sont appliqués de nouveau, mais sans plus de succès. De même, les bains de mer au mois de juillet 1882 agissent bien sur l'état général, mais l'état du pied ne se modifie pas.

En septembre 1882, deux ans après le début de l'affection, M. le Dr Robert est appelé à soigner ce malade.

Sujet blond, très lymphatique, n'ayant eu ni rhumatisme, ni blennorrhagie, ni syphilis. Son père est mort à la suite d'une fièvre typhoïde; sa mère a succombé, jeune encore, à la phthisie pulmonaire; il a perdu une sœur phthisique; il lui reste un frère bien portant. Toutefois, L.... présente un état général assez bon : rien au cœur ni aux poumons.

En somme, les lésions semblent limitées au pied droit, au niveau et au-dessous de l'articulation tibio-tarsienne. En avant et en bas de la malléole interne, la peau, rouge et tendue, est soulevée par une tumeur dure et fixe, de consistance osseuse, très douloureuse à la pression, s'étendant de la malléole au scaphoïde, présentant le volume d'une noisette et une surface assez régulière. Les gaines des tendons semblent indemnes, il n'existe qu'un empâtement général, sans fluctuation, révélant la présence de masses fongueuses. Au niveau des malléoles, la circonférence dépasse de 5 centimètres celle du pied sain ; la jambe et la cuisse sont sensiblement atrophiées. Mouvements très douloureux et très limités, flexion des orteils, pied en varus talus, soubresauts continuels.

Les pressions exercées au voisinage de la région suspecte du cou-de-pied, dit le Dr Robert, indiquent une délimitation très marquée du mal. La douleur, très vive quand on presse le tendon du jambier antérieur, est à peine perçue lorsqu'on agit sur l'extenseur propre du gros orteil ; la malléole est cependant peu sensible ; le scaphoïde n'est pas douloureux ; il en est de même de la malléole externe et de toute la surface accessible du calcanéum. Ces signes nous portent à diagnostiquer une ostéite chronique de l'astragale avec ostéophyte de la tête de cet os, et l'extirpation est proposée et acceptée par le patient.

Cette opération est pratiquée le 15 septembre 1882, suivant le procédé recommandé par M. Ollier. Ne pouvant luxer l'astragale, le Dr Robert utilise le conseil donné par M. le professeur Verneuil, il détache par un trait de scie la tête de l'astragale, puis il extrait, morceau par morceau, le corps de l'os qui s'était brisé dans les mor du davier de Farabeuf.

Cette extirpation terminée, on constate que les surfaces articulaires du tibia et du péroné sont saines, que celles du scaphoïde et du calcanéum sont parfaitement lisses et sans érosion. L'astragale a été enlevé en totalité, ses faces articulaires sont recouvertes de cartilage sain. M. Kiener constate par l'examen histologique une infiltration tuberculeuse diffuse, étendue à tout le corps de l'astragale, moins marquée dans le col de l'os et dans l'ostéophyte qui le surmonte.

Les suites de l'opération furent simples, sauf un suintement sanguin assez abondant qui céda à la compression combinée avec l'élévation du pied. Pansement de Lister, pas de fièvre, soubresauts persistants les premiers jours, au renouvellem en de l'appareil, lorsque le membre est sorti de la gouttière. Le 21 septembre, la plaie est réunie, sauf à ses extrémités, où sont placés les drains ; les douleurs nocturnes ont disparu. Jusqu'au 15 novembre, les trajets fistuleux persistent sans tendance à la cicatrisation ; le pied, qui tend à s'ankyloser en talus, est redressé et immobilisé par des attelles plâtrées.

Vers le 15 décembre, trois mois après l'opération, le pansement est à peine taché de pus ; la cicatrisation est presque complète, sauf au côté externe où le stylet pénètre à une grande profondeur.

Le 2 janvier 1883, on enlève l'appareil plâtré : le cou-de-pied est ankylosé presque complètement ; on ne peut imprimer à l'article que des mouvements à peine sensibles, le pied est fléchi sur la jambe, il est encore dans la position du pied bot talus, il est un peu atrophié et paraît plus court que le pied sain.

Une réaction phlegmoneuse assez vive envahit la région opérée, le 6 janvier ; elle paraît résulter d'une immobilisation insuffisante ; des attelles plâtrées sont réappliquées, et l'état inflammatoire ne tarde pas à se dissiper et la cicatrisation à devenir complète.

Le 15 février, cinq mois après l'opération, les attelles plâtrées sont retirées et remplacées par un bandage roulé ; la cicatrisation est alors complète et définitive. Le malade pose difficilement le pied à terre, il marche avec peine à cause de l'ankylose avec flexion du pied dépassant l'angle droit. Les mouvements de l'articulation tibio-tarsienne sont complètement abolis ; il n'existe pas de mouvements de latéralité. Le calcanéum semble parfaitement enclavé entre les malléoles ; le talon est moins saillant en arrière. La déformation du pied est caractérisée par une élévation de sa pointe, par un léger épaississement de son bord externe et par la concavité plus prononcée de la voûte, surtout vers le bord interne. Le gros orteil est légèrement fléchi, les autres sont disposés régulièrement, le relief de leurs tendons extenseurs est complètement effacé.

Le 15 mai, neuf mois après l'opération, le malade sort de l'hôpital, et il est présenté à la Société de chirurgie. Il marche avec une bottine spéciale, à semelle plus épaisse sous l'avant-pied, et peut sans fatigue faire environ 2 kilomètres. La mensuration montre que la jambe est plus courte de 1 centim. 1/2, et le pied également raccourci de 1 centim. 1/2 ; l'écartement des malléoles est le même des deux côtés. La malléole interne du pied sain est à 7 centim. 1/2 du sol ; celle du côté opéré à 6 centimètres seulement.

Le 12 janvier 1884, seize mois après l'opération, l'opéré L.... écrivait au Dr Robert : « Jusqu'à ce jour, je n'ai ressenti aucune « douleur, et je marche aussi bien que possible. L'éloignement « du bureau dans lequel je travaille m'oblige à faire environ « 3 kilomètres pour m'y rendre, et cela 4 fois par jour, ce qui « ne m'empêche pas de faire une petite promenade pendant « mes heures de loisir. L'état de ma santé est excellent. »

RÉSUMÉ DES PRINCIPALES OBSERVATIONS RECUEILLIES DANS LES DIVERS AUTEURS

TARSOTOMIES PARTIELLES.

A. — *Extirpation de la presque totalité du tarse.*

1° Horstius. — Cas cité par Velpeau dans la Médecine opératoire. — Extirpation d'une portion des os du pied, grande de trois travers de doigt. — Guérison sans claudication.

2° Bilguer. — De l'inutilité de l'amputation des membres. — Désossement du pied presque en entier (coup de feu). — Résultat excellent : le malade, qui était officier, put reprendre son service.

3° Didier. — Discours préliminaire sur la chirurgie pratique. — Extraction de presque tout le tarse à l'aide de la gouge (carie). — Guérison complète en un mois.

4° Armbruste de Breslau. — Cas cité par Pezoldi (observations médico-chirurgicales, obs. 70). — Extirpation de 27 os (ulcère ? du pied). — Guérison.

5° Armbruste de Breslau. — Cas cité par Pezoldi (obs. méd. chir.). — Extirpation des os du tarse. — Gonflement chronique (?) des articulations. — Guérison.

6° Armbruste dit Frère Cosme. — Cas cité par Pezoldi. — Extirpation de la presque totalité du tarse (ulcères avec carie). — Guérison.

7° De Housse. — L'esprit des journaux, février 1775. — Extirpation successive des os du tarse (carie et fistules). — Guérison.

8° DUNN. — Dictionnaire de chirurgie (S. Cooper), t. I, p. 96. — Extirpation de plusieurs os tarsiens et d'une portion de l'astragale. — Guérison.

9° DURAND. — La théorie du chirurgien, t. II. — Extirpation de 10 os (carie consécutive à une entorse et une luxation du péroné?). — Guérison. — Le malade a pu s'engager et servir son pays pendant treize ans.

B. — *Extirpation d'un ou de plusieurs cunéiformes.*

1° DE LAMOTTE. — Traité de chirurgie (observation 264). — Partie du 3e cunéiforme (plaie par une balle). — Guérison.

2° MALVANI. — Gazette médicale, 1838. — Deux derniers cunéiformes. — Guérison.

3° SAVIARD. — Observ. chirurg. — Un cunéiforme. — Guérison.

C. — *Extirpation de plusieurs os.*

1° SÉVERIN. — Méd. efficace, 1646, p. 579. — Résection partielle de l'astragale, du calcanéum et du scaphoïde, à l'aide d'un couteau rougi au feu. — Carie. — Guérison.

2° MOREAU père. — Essai sur l'emploi de la résection des os, 1788. — Résection du cuboïde, du 3e cunéiforme, extrémité postérieure du 4e métatarsien, extrém. post. du 5e et face articul. calcanéo-cuboïdienne. — Guérison.

3° LISTON. — Cas cité par Jœger. — Astragale, scaphoïde et 2 cunéiformes et malléole interne. — Guérison.

4° SYME. — Treatise on the excision of diseased joints. — Cuboïde et partie des os voisins. — Guérison. (?)

5° CHAMPION. — Cas cité dans Velpeau (Médecine opératoire). — Cuboïde, scaphoïde, 3 cunéiformes. — Extrém. tarsienne du 3e et des 4e et 5e métatarsiens (carie). — Récidive?

6° JŒGER. — Jœger, p. 26. Astragale et scaphoïde. — Résultat douteux.

7° MOREAU. — Cas cité dans Velpeau, médecine opératoire, 1839. — Cuboïde, 3e cunéiforme, partie du calcanéum et moitié postérieure du 5e métatarsien. — Résultat bon.

8° HEURNIUS. — Lancette française, Patrix, t. IV, p. 88. — Cuboïde et 3e cunéiforme. — Plein succès.

9° VELPEAU. — Gaz. méd., 1837, p. 36. — Cuboïde et extrémité postérieure du 5e métatarsien. — Guérison presque sans difformité.

CONCLUSIONS.

I. — La tarsotomie, jugée par les résultats qu'elle donne, est une opération qui mérite d'entrer de plus en plus dans la pratique chirurgicale.

II. — On ne peut plus, à l'heure actuelle, parler de ses graves dangers ; tous ses inconvénients se réduisent à ceux des plaies étendues et profondes. Mais la tarsotomie devra toujours être pratiquée avec les précautions antiseptiques les plus rigoureuses, non seulement pour éviter tout danger pour la vie, mais encore pour réduire la suppuration au minimum, obtenir une guérison rapide, et par suite garder le plus de mobilité possible dans la nouvelle articulation.

III. — Dans le pied bot invétéré, congénital ou acquis, la tarsotomie est parfois la dernière et seule ressource.

IV. — Dans les ostéo-arthrites chroniques, l'opération de la tarsotomie, parfois suffisante, doit être parfois aussi transformée en une opération plus étendue : la résection tibio-tarsienne.

V. — Dans les cas de luxations de l'astragale, l'ablation de cet os, pratique déjà vieille, doit être posée comme règle, chaque fois que la luxation communique avec l'air par une solution de continuité des parties molles, c'est-à-dire quand il y a plaie, et peut-être même chaque fois que la luxation est simplement irréductible.

INDEX BIBLIOGRAPHIQUE.

ANNANDALE (Thomas). — Edimburgh med. Journ., 1877.

BARWELL. — Case of talipes equinus. Osteotomy of tarsus. (Med. Tim. and Gaz., 1878, II.)

BEAUREGARD (du Havre). — Ostéotomie du tarse pour pieds bots invétérés. Société de chirurgie, 10 mai et 22 novembre 1882.

BOECKEL (Eug.). — Résection du calcanéum. (Gazette des hôpitaux, 1867.)

— Communication à la Société de chirurgie sur le traitement des pieds bots invétérés par l'extirpation de l'astragale, 18 avril 1883.

BOEGEHOLD. — Ostéotomie cunéiforme pour varus équin congénital. (Arch. für Klin. chirurg., 1881, t. XXVI.)

BRADFORT. — Résection cunéiforme du tarse pour varus équin congénital. (Boston med. and Surg. Journ., 1881.)

BROCA. — Résection du calcanéum. (Bullet. Soc. chirurg., 1868.)

— De l'extirpation de l'astragale. (Gaz. des hôp., 1852.)

BRYANT. — Résection cunéiforme du tarse pour pied bot équin extrême. Clinical Society of London. (The Lancet, 1878.)

BUCHANAN. — Résection des os du tarse dans un pied bot varus équin congénital. (Brit. med. Journ., 1878.)

— De la résection partielle du tarse. (Edimburgh Journal, 1877.)

— Hay Rev., 1878.

Bulletin Académie médecine. Séance du 19 septembre 1882.

CHAUVEL (du Val-de-Grâce). — De la résection des os du

tarse ou tarsotomie dans le traitement du pied bot invétéré. (Arch. gén. méd., avril et mai 1882.)

CHEEVERS. — Boston med. and surg. Journ., 1875.

COCK. — Ablation de l'astragale, du scaphoïde, des cunéiformes et du cuboïde. (Med. Times, 1857.)

CONNER. — Résection du métatarse, tarse antérieur, du calcanéum et de l'astragale. Guérison, pied utile. (Th. Amer. Journ. of med. sc., 1876.)

CZERNY. — Volkmann Samlung, n° 76.

DA SILVA. — O correio Medico de Lisboa, 1875.

DAVIES COLLEY. — Résection cunéiforme du tarse. (The Brit. med. Journ., 1876, t. II.)

DAVY. — Extraction du cuboïde dans le pied bot varus équin. (The Brit. med. Journ., 1874, 1876 et 1877.)

— A clinical lecture on talipes equino varus and its treatment. (Brit. med. Journ., 1879, 15 février.)

— Abstract. of a clinical lecture on a resection of the tarsal... (Brit. med. Journ., 1881.)

DESTREM. — Résection partielle du calcanéum. (Thèse de Paris, 1878.)

DUPUYTREN. — Extraction de l'astragale dans les cas de luxation de cet os. (Journ. de méd., 1812.)

DUMONT (de Berne). — Extirpation de l'astragale. (Deuts. Zeitsh. für chirurg., 1882, t. XVI.)

EHRENDORFER. — Excis. cunéiforme de divers os du tarse. (Wien. med. Wochensch., 1881, n° 14.)

FISCHER. — Résection de l'astragale dans un pied bot varus. (The Lancet, 1878.)

FOLLOT. — Extraction de l'astragale pour luxation de cet os. (Arch. génér. de méd, t. XVIII.)

GAILLEMAIN. Résections partielles et totales pratiquées sur les os de la deuxième rangée du tarse et l'articulation tarso-métatarsienne. (Thèse de Nancy, 1879.)

GILLESPIE. — Extirp. de l'astragale dans luxations. (Amer. Journ. med. sc., 1833.)

GROSS (de Nancy). — Soc. méd. Nancy, 12 juin 1884 et Rev. méd. de l'Est, n° 16. — Revue de chirurgie du 10 mars 1885 : Compte rendu du Congrès de chirurgie.

HAHN. — Zur Behandlung des pes varus. (Berlin. Klin. Wochensch., 1883, n° 12.)

HAMILTON et POINSOT. — Traité pratique des fractures et des luxations.

HANCOCK. — On anatomy and Surgery of the human foot. London, 1873.

HEATH. — Luxation sous-astragalienne en dedans, compliquée et irréductible; résection. (The Lancet, 1878.)

HEUSNER. — Excision cunéiforme pour varus équin congénital double. (Deutsche med. Wochensch., 1878.)

HEYFELDER. — Traité des résections, 1863.

— Résection de l'astragale. (Gaz. méd., 1863.)

HILLENCAMP. — De resectione ossium tarsi subperiostali. (Berolini, 1862.)

HOLMES. — Résection du scaphoïde. (Med. press. and Circul., vol. XIV.)

HOWSE. — De l'ablation du cuboïde. (Davies Colleg. med Chirurg. Trans., 1877.)

HUETER. — Gundriss der Chirurgie, pes varus, t. II, Halftep.

— Résection cunéiforme du tarse pour pied bot chez les adultes. (Klinik der glenkkrankheiten, 1877.)

HUTCHINSON. — Extirpation de l'astragale (cas de Mason Erskine). (Lecture on club-foot in New-York med. Record, 1878.)

JACKSON. — Fracture comminutive du pied : résection de l'astragale. (The Lancet, 1875.)

KOCHER. — Volkmann Samlung, n° 102.)

KUSTER. — Berliner Klin Wochensch., 1877.

KONIG. — Résection cunéiforme pour pied bot varus équin et pour pied bot double congénital. (Centr. für Chir., 1880, t. VII.)

LANNELONGUE. — Etude sur les caractères et la nature de

l'arthrite dite fongueuse. Tuberculose osseuse et articulaire. Bull. de la Soc. de chir., 1882.

LETENNEUR. — Ablation de l'astragale. (Gazette des hôp., 1852.)

LETULLE. — Ecrasement du pied : extirpation du calcanéum (cas de M. Trélat). (Société anatomique, 1876.)

LITTLE. — Treatise on deformitie of the human frame, 1853.

— Ablation du cuboïde dans un varus congén. (Brit. med. Journ., 1876.)

LUND. — Ablation de deux astragales pour varus équin congénital. (Soc. méd. de Londres, 1878. Discussion : Adams, Davies, Colley, Owen, Bryant, Royer, Bell, Maunder.)

— Ablation des astragales dans un double pied bot. (The Lancet, 1878.)

MARTINEAU GRENHOW. — Excis. du calcanéum. (Arch. gén. de méd., t. XI, 1853.)

MAUNOIR. — Note sur la résection de l'astragale (cas de Dietz). Lausanne.

MEUSEL. — Résection cunéiforme du tarse pour varus équin. Centr. f. chir., t. IV, 1877.)

MAC CORMAC. — Dublin quaterly Journ. of med. sc., 1871.

MORROCH. — Nouvelle méthode d'extraction du calcanéum. (Gaz. méd., 1859.)

NORRIS. — Extirp. de l'astragale dans les casde luxation (cas de Wistar). (Amer. Journ. med. sc., 1837.)

Nouveau dictionnaire de méd. et chir. prat. art., *Pied*, t. XXVII, 1879.

OLLIER. — Résection du calcanéum. (Lyon méd., 1876.)

— Traitement des pieds bots rebelles par la tarsotomie. — Ablation de l'astragale et du cuboïde ; résection de l'extrémité antérieure du calcanéum pour varus équin congénital double. (Lyon méd., 1881.)

— De l'ablation de l'astragale (nouveau procédé opératoire), résultats définitifs de l'opération. (Société de chirurgie, 23 avril 1884.)

— Revue de chirurgie, nº du 10 mai 1885. Compte rendu du Congrès de chirurgie; séance du 6 avril : tarsectomie antérieure totale; séance du 7 : résection de l'astragale.

Oré. — Résection partielle du calcanéum. (Gaz. méd., 1874.

Pellereau. — Du pied bot varus et de ses divers traitements. Indication de la tarsotomie. (Thèse de Bordeaux, 1882.)

Poinsot. — De l'intervention chirurgicale dans les luxations compliquées du cou-de-pied.

— Résection du tarse ou tarsotomie dans le pied bot varus ancien (Bull. Soc. de chir., 1880.)

Polaillon. — Extirpation du calcanéum. (Archiv. gén. méd., 1869.)

— Dictionn. encyclop. des sc. méd., art. *Calcanéum.*

— Résection du calcanéum. (Soc. chirurg., 1875.)

— Rapport sur le mémoire de Beauregard (du Havre) sur l'ostéotomie du tarse. (Soc. de chirurg., 22 nov. 1882.)

Ried. — Extraction de l'astragale. (Deutsche Zeitschrift f. chir., t. XIII, 1880.)

Riedel. — Ostéotomie cunéiforme pour varus équin congénital double. (Deutsch. Zeitsch. f. chir., 1881.)

Rigaud. — Résection du calcanéum. (Gaz. hebd., 1857.)

— Extirpation du calcanéum. (Bull. Soc. chir., juillet 1875.)

Robert (du Val-de-Grâce). — Mémoire sur l'ablation de l'astragale dans le traitement des ostéo-arthrites fongueuses du cou-de-pied. (Arch. gén. de méd., avril et mai 1884.

Rose. — Ablation d'un coin du tarse pour varus équin. (The Lancet, t. II, 1882,)

Rupprecht. — De la tarsotomie dans les cas de pieds bots anciens. (Centr. f. chir., 1880, t. VII, et 1882, nº 31.)

Rydigier. — Tarsotomie pour obvier au varus équin. (Berl. Klin. Woch., 1883, nº 3.)

Scheede. — Résect. cunéif. du tarse pour pied bot congénital. (Centr. f. chir., 1879, t. VI.)

Schwartz. — Des différentes espèces de pieds bots et de leur traitement.

SEDILLOT. — Traité de méd. opér., 1846.
— Extraction du calcanéum. (Gaz. méd. de Strasbourg, 1858.)
SMITH. Extraction du cuboïde. (The Hospital Gaz., cité par New-York med. Record, 1879, t. XV.
SOCIN. — Tarsotomie cunéif. après ténotomie pour pieds bots congénitaux. (Corresp. Blatt. f. Schweizer, Aerzte, 1882.)
SOLLY. — Extraction du cuboïde. (Med. Times, 1856, et Royal med. chir. Soc. de Londres, 1857.)
STEPHENSON BLACKBURN. — The Lancet, 1882.
STEVENS. — North. Amer. med. and surg. Journ., 1827.
THORENS. — Cas d'Otto Weber de résection cunéiforme du tarse en 1866. (Thèse de Paris, 1875.)
TILLAUX. — Résection du calcanéum. (Société de chirurgie, 1875.)
TRÉLAT. — Résection du calcanéum. (Société de chirurgie, 1875.)
VEREBELYI. — Résection astragalienne dans un cas de pied bot. (Cent. f. chir., 1877.)
VELPEAU. — Traité de médecine opératoire, 1839.
— Gaz. des hôp., 1842.
VERNEUIL. — Résection du calcanéum. (Gaz. hebd., 1857).
— Résection de l'astragale. (Soc. de chir., 1875 et 1876.)
VINCENT. — Ablation sous-périostée du calcanéum. (Thèse de Paris, 1876.)
WAGNER. — Tarsotomie pour pieds bots congénitaux. (Diss. inaug., Strasbourg, 1881.)
WEST. — Ablation de l'astragale et du cuboïde pour varus équin. (Brith. med. Journ., 1878.)
WOOD. — Résection cunéiforme du tarse pour varus double. The Lancet, 1878, t. I.)

Paris. — A. PARENT, A. DAVY, succr, imp. de la Fac. de médecine, 52, rue Madame et rue Corneille, 3.

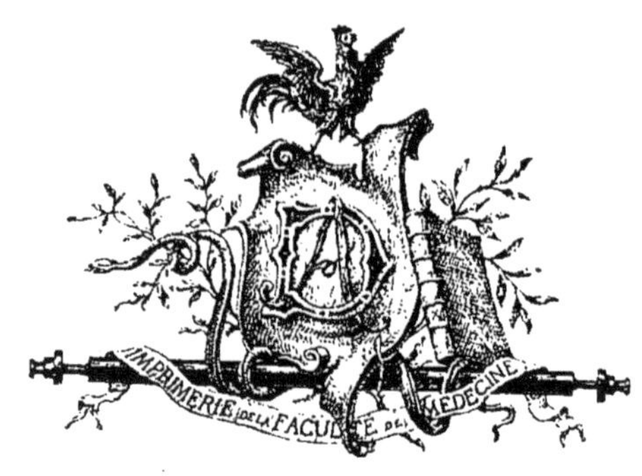
IMPRIMERIE DE LA FACULTÉ DE MÉDECINE

www.ingramcontent.com/pod-product-compliance
Ingram Content Group UK Ltd.
Pitfield, Milton Keynes, MK11 3LW, UK
UKHW020250220726
13923UKWH00002B/879

9 782329 059952